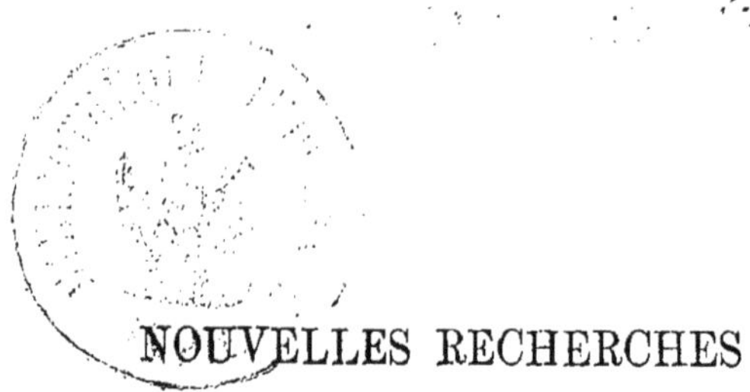

NOUVELLES RECHERCHES

SUR LES CAUSES

DE LA SURDITÉ

CONSULTATIONS

Les mardis, jeudis et samedis de 2 heures à 4 heures

Rue du Bac, 103, Paris

PARIS. — IMP. BONAVENTURE ET DUCESSOIS, 55, QUAI DES AUGUSTINS.

NOUVELLES RECHERCHES

SUR LES CAUSES

DE LA SURDITÉ

LES BOURDONNEMENTS, LES ÉTOURDISSEMENTS

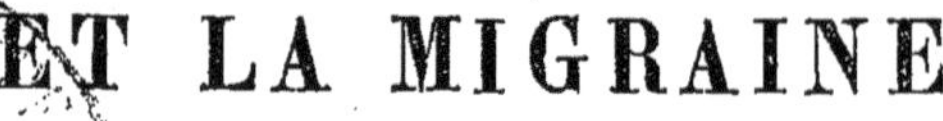

ET LA MIGRAINE

LEURS TRAITEMENTS

PAR MAURICE MÈNE

DOCTEUR EN MÉDECINE DE LA FACULTÉ DE PARIS.

ET

PAR ÉDOUARD MÈNE

Docteur en Médecine de la Faculté de Paris.

HUITIÈME ÉDITION

ENTIÈREMENT REFONDUE

Prix : 4 francs. — Par la poste 4 fr. 50.

PARIS

ALLOUARD, LIBRAIRE-ÉDITEUR

Rue Pavée-Saint-André-des-Arts, 3

ET CHEZ LES AUTEURS, RUE DU BAC, 103

1860

PRÉFACE

Dès la première édition de cet ouvrage, que je fis paraître en 1835, j'ai prouvé qu'une grande partie des surdités qui se déclarent dans le cours de la vie reconnaissent pour causes des affections du conduit auditif externe. Ce qui m'avait donné cette opinion, c'est la place qu'occupe le conduit auditif. Continuellement exposé à recevoir l'influence des vicissitudes atmosphériques et des corps étrangers, il doit nécessairement, ainsi que les glandes qu'il renferme, devenir le siége d'un grand nombre de lésions. J'ai joint au texte de cet ouvrage les mémoires que j'ai présentés à l'Académie des sciences et dans lesquels je traite du rôle que joue le cérumen dans l'acte de l'audition, ainsi que des perturbations qu'il amène dans l'ouïe, toutes les fois qu'il éprouve un changement morbide. L'oreille moyenne et l'oreille interne sont, l'une et l'autre, protégées par les dispositions naturelles de l'organe, situées plus profondément et, par conséquent, plus à l'abri. Elles doivent donc devenir plus rarement le siége d'affections morbides primitives. Toutefois ces parties de l'oreille s'affectent souvent par suite de l'extension d'une affection dépendante, soit de l'oreille externe, soit des fosses nasales ou de la gorge. Quant aux affections propres de l'oreille moyenne et de l'oreille interne, elles existent, mais leur diagnostic est souvent et très-obscur et hypothétique.

Dans les éditions que j'ai publiées en 1840, 1845, 1852, 1854, j'ai émis l'opinion que la migraine dépendait souvent d'une affection de l'organe de l'ouïe. Le Dr Edouard Mène, mon fils, a décrit tout spécialement cette affection dans un Mémoire qu'il a présenté en 1859 à l'Académie, et comme cette affection est très-souvent le symptôme d'une affection de l'organe de l'ouïe, ce mémoire a pris place dans ce livre.

Cette édition est du reste le fruit, non-seulement de mes observations particulières, mais aussi de celles de mon fils et les faits qu'il a observés concordent exactement avec les miens. Il a joint dans ce travail ses remarques à celles que j'ai faites et nos efforts combinés ont remanié le texte de l'édition précédente.

Nous n'insisterons pas longuement sur la description de chacune des maladies de l'appareil auditif, mais nous tâcherons d'être clairs et précis dans les symptômes et les traitements, par la raison que ce livre est destiné surtout aux malades.

Nous terminerons par un abrégé de l'anatomie de l'appareil auditif pour familiariser le lecteur avec les termes techniques et pour lui donner une légère connaissance de l'organe affecté.

De cette façon, le malade se rendra plus facilement compte de l'affection qui le tourmente; il pourra, dans bien des circonstances se traiter lui-même, et, dans tous les cas, il expliquera plus facilement au médecin les symptômes qu'il ressent.

INTRODUCTION

J'ai cru utile au commencement de cet ouvrage de dire quelques mots des différents travaux qui ont été faits sur les maladies auditives. On ne trouve dans Hippocrate aucune description spéciale de ces affections. Lorsqu'il parle de la surdité et des bourdonnements, ce n'est que pour rapporter ces symptômes à des phénomènes généraux. Ce fut Celse qui le premier s'occupa avec soin des maladies de l'organe de l'ouïe, mais comme à cette époque la science était encore dans le berceau, il employa, comme moyens curatifs et sans aucun discernement, les substances les plus irritantes.

Galien s'attacha aussi au traitement des surdités, au moyen des mêmes remèdes que Celse. En 1591, Mercurialis y ajouta le traitement antiphlogistique par les saignées et les ventouses. Un peu plus tard, Fabrice de Hilden fixa son attention sur le conduit auditif et inventa le premier *speculum auris* pour examiner l'intérieur du canal auriculaire.

Quant à Duverney, il s'occupa surtout de la partie anatomique de l'oreille ; il fut le premier qui émit l'opinion que les bourdonnements d'oreilles sont un symptôme de maladie, mais non pas une maladie, et il attribua les affections auditives au cérumen qu'il nommait aigri. Valsava publia plusieurs observations remarquables sur la destruction des osselets et de la membrane du tympan. En 1724, un homme étranger à la médecine, Guyot, maître de postes à Versailles, attira les regards de la science sur un point complétement négligé jusqu'alors, la trompe d'Eustache. Étant sourd, il eut l'idée pour se guérir de se pratiquer des injections dans la trompe d'Eustache au moyen d'une sonde. Il y réussit et dès lors l'attention des médecins se fixa presque exclusivement sur le cathétérisme de la trompe d'Eustache. En 1741, Cleland perfectionna cette découverte en introduisant une sonde flexible, non plus par la bouche, comme le faisait Guyot, mais bien par le nez. Sauvages remplaça la sonde flexible par un cathéter inflexible. Cheseldin et Portal proposèrent, à la fin du siècle dernier, de substituer à ce moyen la perforation de la membrane du tympan. Ce fut A. Cooper qui la pratiqua le premier.

En 1786, Cavallo proposa l'emploi de l'électricité comme moyen curatif de la surdité ; son exemple fut suivi par Le Bouvier-Desmortier, Grapengiesser, Sprenger et Becker.

J. Franck, en 1821, a publié un livre dans lequel il classe les inflammations de l'organe de l'ouïe d'après leurs causes. Rauch de Saint-Pétersbourg, à peu près à la même époque, s'occupa spécialement des maladies auditives et émit l'opinion que l'inflammation chronique du conduit auditif diminue ou bien arrête la sécrétion cérumineuse. Son idée est très-juste, malgré ce qu'en dit M. Kramer qui nie que l'inflammation puisse avoir ce résultat.

En 1824, Van Hooven, et Beck, en 1827, publiaient des écrits remarquables par leur exactitude. Il en fut de même de Riedel, en 1832, et des aphorismes de Vering en 1834.

En Angleterre, les travaux de Cleland et de Wathen semblent presque avoir été oubliés. Wrigth, en 1829, dit, non sans quelque raison, que bien souvent le cathétérisme de la trompe d'Eustache est un moyen sur lequel il ne faut pas compter. Son ouvrage est du reste plus profond que ceux de Stevenson et de Curtis.

Les ouvrages de Buchanan ont été reçus avec beaucoup d'approbation ainsi que celui de Saunders. Saissy, en France, a fait paraître un traité des affections de l'oreille dans lequel il s'étend trop longuement sur les affections de l'oreille moyenne.

On ne saurait passer sous silence les travaux d'Itard et de Deleau. Itard a donné une description complète des affections auditives, et Deleau a remplacé les injections aqueuses par des injections d'air dans la trompe d'Eustache.

Le Dr Kramer a publié aussi un livre dans lequel l'historique est tracé avec beaucoup de soin ; seulement on peut faire à cet auteur le reproche d'être un critique beaucoup trop sévère de ceux dont il ne partage pas les opinions et en même temps de nier presque toujours les faits observés par d'autres que par lui.

Quant aux différents traitements qui ont été mis en usage dans les affections auditives, j'en dirai seulement peu de chose.

Hippocrate se bornait à ne pas faire laver les oreilles, mais à les nettoyer avec de la laine, à y verser de l'huile; il faisait promener les malades, leur recommandait de se lever matin, de boire du vin blanc et de manger des poissons qui se tiennent dans le voisinage des écueils. Celse faisait raser et frictionner la tête avec de l'eau chaude, puis il employait sans distinction les substances les plus irritantes, comme la myrrhe, l'ellébore blanc, l'alun, l'encens, le castoréum ; ainsi que la composition d'Archigène, formée de castoréum, de poivre blanc, d'amomum, de myrobalanum, d'encens de nard syrien, de myrrhe grasse, de safran, de nitre et de vinaigre.

Apollonius employait la graisse, la bile de bœuf et l'ail. Pendant longtemps on se servait aussi d'oignons pilés, de sabine, de bryone, etc.

Mercurialis recommande les saignées, les ventouses et les purgatifs qui sont encore employés de nos jours, ainsi que les vésicatoires et presque toujours sans aucun avantage.

Fabien de Hilden se servit d'infusion de marjolaine, d'instillation d'huile d'anis et de clous de girofle.

Plus tard, le cathéterisme de la trompe d'Eustache fut mis en usage et il est encore maintenant un des moyens curatifs les plus employés. On l'a modifié en y ajoutant des cordes à boyaux (Kramer) ou bien en introduisant l'air au lieu des liquides (Deleau).

La cautérisation des amygdales avec le nitrate d'argent et leur excision ont été et sont encore en vogue. Le magnétisme et l'électricité, introduits dans la pratique des maladies de l'oreille depuis 1786, sont encore employés, mais, à part quelques cas rares, ils ne produisent aucun effet.

L'aconitine et la delphine ont été d'un grand usage il y a quelques années, en Angleterre, et quelquefois ces principes sont très-utiles, surtout pour diminuer les bourdonnements. .

Je terminerai en disant quelques mots du traitement curatif des surdités au moyen de l'éther, remède préconisé depuis deux ans par mademoiselle Cleret, institutrice, et qui vient d'être, il y a .deux mois, l'objet d'un rapport favorable d'une commission médicale nommée à cet effet. Cette découverte est trop récente pour que je puisse donner mon avis d'une manière absolue. Je dirai seulement ce que j'en pense, impartialement et me basant uniquement sur l'emploi que j'en ai fait dans ma pratique depuis la publicité donnée à ce fait : j'ai prescrit l'éther à dose de 3 à 5 gouttes à vingt-cinq de mes malades atteints de surdité par suite de diverses affections des oreilles.

Sur les vingt-cinq, un enfant de 12 ans éprouva à la suite des douleurs si violentes d'oreilles qu'il prit le lit pendant une douzaine de jours par suite de la fièvre qui se déclara ; vingt-trois autres ont cessé d'eux-mêmes au bout de 8 à 15 jours l'emploi de l'éther sans vouloir le continuer à cause des douleurs souvent intolérables que leur causait cet éther introduit dans le conduit auditif. Presque tous se sont plaints d'une douleur ressemblant à celle qu'on ressent par l'application d'un fer rouge. Chez un tiers, il y a eu augmentation des symptômes de surdité et de bourdonnement. Chez les deux autres tiers, aucune amélioration. Le vingt-cinquième malade s'est trouvé au bout de 15 jours un peu soulagé ; n'ayant pas encore depuis reçu de ses nouvelles, je ne sais pas dans quel état il se trouve.

Depuis j'ai vu 5 ou 6 malades qui m'ont assuré avoir

cessé l'emploi de l'éther à cause des douleurs qu'il développait et parce que leur surdité n'avait en aucune façon diminué. Le dernier malade que j'ai vu avait fait usage de l'éther sulfurique pendant 3 semaines à dose de 4 gouttes dans l'oreille droite. Il était survenu une véritable brûlure de tout le conduit avec rougeur et tuméfaction telle qu'il n'avait plus trace d'ouverture. Dans la partie de la conque qui touche au méat, et sur celui-ci, on voyait une ulcération d'un centimètre de long, très-douloureuse, et il suintait par le canal un liquide blanc jaunâtre assez abondant. La moitié de la face du même côté resta plusieurs jours tuméfiée et douloureuse.

En présence de ces résultats, je ne puis qu'être très-prudent dans l'usage de l'éther sulfurique employé suivant la méthode de mademoiselle Cleret. Je ne l'ai point expérimenté sur des sourds-muets, aussi je ne dirai rien à ce sujet, mais chez les individus affectés de surdité par suite d'une maladie d'oreilles, je n'emploierai dorénavant l'éther sulfurique que dans les cas où tous les autres moyens auront échoué.

MÉMOIRES

PRÉSENTÉS

A L'ACADÉMIE DES SCIENCES DE PARIS,

PAR MAURICE MÈNE

DOCTEUR EN MÉDECINE

(*Séance du* 24 *juin* 1850)

I

Maladies de l'oreille.

Recherches sur le cérumen; modification de cette sécrétion dans les affections de l'ouïe.

1° Doit-on considérer le cérumen comme une matière excrémentitielle ou bien comme un produit nécessaire à l'acte de l'audition?

2° Son état physique est-il le même dans l'oreille saine que dans l'oreille atteinte de dysécie, de bourdonnnements, la migraine, etc. ?

Les observations que je fais journellement depuis environ vingt ans sur les personnes qui en sont affectées sont de nature à éclairer cette question très-importante, pour fixer le diagnostic du médecin.

C'est la raison pour laquelle je prends la liberté de les soumettre à l'appréciation de l'Académie.

On sait qu'en 1683, Duverney, en attribuant la douleur d'oreille au cérumen aigri et à la sécrétion âcre et salée des glandes de l'oreille, avait onvert une voie à la science. Plus tard, Vauquelin, décrivant le cérumen, avait dit que cette matière était d'un jaune orangé, épaisse, huileuse et visqueuse, mais Itard, depuis lors, avait fait la remarque que le cérumen, qui s'épanche subitement dans le conduit auditif, et même sans douleur, peut bien faire supposer l'existence d'une affection morbide, et de plus il constatait que cette matière, dans ce cas, était d'une couleur grise et noire : c'était donc un caractère opposé au cérumen décrit par Vauquelin. Duverney et Lischevin avaient, en outre, rencontré du cérumen semblable à du plâtre; Itard et le docteur Ribes en ont aussi remarqué de dur comme de la pierre; mais ces observateurs n'ont jamais donné d'explications précises sur les causes des altérations de cette matière. Depuis, plusieurs médecins distingués ont bien fait paraître quelques monographies sur les maladies de l'oreille; mais aucun d'eux n'a parlé des affections qui peuvent donner lieu à l'altération du cérumen; ils se sont contentés de l'attribuer à son long séjour dans l'oreille.

Comme il est facile de le juger, on ignorait que les maladies chroniques de l'oreille fussent, dans la plupart des cas, susceptibles d'opérer un changement dans l'état physique du cérumen, ainsi que la grande participation de cette matière à l'acte de l'audition. Or, le médecin, livré à lui-même, était obligé de se jeter de conjectures en conjectures, et d'avoir recours au cathétérisme dans presque toutes les maladies de l'oreille qui se présentent *dans sa pratique*. Frappé du peu de succès de ce moyen, je me suis décidé à étudier cette matière, et j'ai dû commencer mes observations par examiner les oreilles saines d'un grand nombre de personnes aux divers degrés d'âge et dans *les deux sexes*. Le résultat est que le cérumen est une matière d'une couleur orangée, un peu plus foncée chez les bruns et chez le nègre, épaisse et brillante chez les sujets gras et lymphatiques, même dans la vieillesse. Les parois du conduit auditif et la surface de la membrane du tympan en sont recouvertes, mais on en trouve généralement plus au fond et à l'entrée de cette cavité. Cette disposition de la matière est produite par le mouvement continuel qu'opère l'articulation temporo-maxillaire dans le conduit.

J'ai remarqué chez les individus atteints de dysécie, de bourdonnements, etc., qu'il y avait surabondance d'un cérumen jaunâtre non brillant, ne se déprimant pas entre les doigts; mais c'est dans les cas récents et simples; tandis que, dans les cas anciens, le cérumen était grisâtre ou noirâtre, et dans plusieurs autres circonstances suppression presque totale de cette matière.

Ces premières recherches ont été faites sur des personnes affectées d'une seule oreille, et, pendant que j'observais ce résultat sur l'oreille malade, je voyais sur l'oreille saine le caractère tout à fait pareil indiqué no 1. Dans les personnes jouissant d'une bonne ouïe, ces mêmes observations, répétées dans le cas de surdité, bourdonnements aux deux oreilles, m'ont fait voir un cérumen de même couleur et de même état que celui d'une seule oreille malade. Souvent même, lorsque la surdité était ancienne et compliquée, le conduit auditif m'a paru presque toujours totalement sec, c'est-à-dire privé de sécrétion cérumineuse, et dans ce cas j'ai rencontré quelquefois un engouement cérumineux dans le conduit auditif. Il résulte donc de toutes ces remarques que l'état physique du cérumen du conduit auditif malade n'est jamais de la même nature que celui du conduit sain. Il suffit même d'une expérience suivie pour voir toutes les phases de ces affections par la couleur même du cérumen.

C'est ce que j'ai cherché à rendre plus évident par des gravures que j'ai placées dans mon ouvrage, 4e et 5e édition, et que je mets sous les yeux de l'Académie.

Après avoir démontré que l'état physique du cérumen variait d'après l'état morbide de cette partie de l'oreille, je vais prouver que le cérumen doit être considéré non comme un excrément, mais bien comme un produit nécessaire à l'acte de l'audition.

J'ajoute que mes observations sont basées non-seulement sur les faits cités plus haut, mais aussi sur des succès journaliers ; car en général toutes les fois que j'ai obtenu le retour du cérumen à son état normal, c'est-à-dire jaune orangé, etc., voir n° 1, j'ai obtenu une bonne ouïe. Mais cette deuxième question, ainsi que ses conséquences, pourrait m'entraîner dans trop de détails pour le moment ; aussi je me réserve d'en faire prochainement un objet de *nouvelles communications à l'Académie.*

II

Étude des maladies de l'oreille.

Recherches sur le cérumen ; modification de cette matière dans les affections de l'ouïe.

Séance du 29 *juillet* 1850.

Dans un premier Mémoire que j'ai eu l'honneur d'adresser à l'Académie, le mois de juin dernier, j'ai établi que l'état physique du cérumen variait d'après l'état morbide du conduit auditif.

Aujourd'hui je viens compléter ce premier point en rendant compte d'observations que j'ai faites sur cette matière, lorsqu'elle est anormale. Je m'attacherai d'abord à examiner l'engouement cérumineux.

Les auteurs qui ont écrit sur les maladies de l'oreille, tels que Duverney, Lischevin, Itard, etc., ont constaté que l'engouement cérumineux avait une couleur gris-noir blanchâtre, et de plus, que le cérumen était susceptible, lorsqu'il s'épanchait dans le conduit auditif, de s'y durcir par l'effet de son long séjour.

Après avoir découvert et distingué le cérumen normal de l'anormal, je me suis attaché à vérifier ces faits, et à voir si le cérumen normal était susceptible de s'altérer dans l'oreille comme paraissent l'indiquer les auteurs, ou s'il n'y avait pas d'autres causes qui, en s'interposant, venaient en changer l'état physique et son caractère : 1° J'ai observé que le cérumen ne peut pas se durcir dans l'oreille, tant que sa sécrétion s'opère d'une manière régulière : en effet, les différentes couches de cette matière, en se mêlant et s'agglomérant toujours ensemble, soit par l'effet des mouvements de l'articulation temporo-maxillaire, soit par les contractions que la membrane du tympan exécute sous l'influence de l'air, etc., tendent à conserver pendant un temps plus ou moins prolongé sa viscosité, et finalement à la faire sortir du conduit;

2° Que l'engouement cérumineux présente deux caractères bien distincts l'un de l'autre, par rapport à leur couleur et à leur consistance.

Le premier est produit par un cérumen jaune, visqueux, etc., c'est-à-dire normal ; le deuxième par une matière grisâtre-noirâtre, un cérumen anormal. Toutes ces différences me portent à établir qu'il y a deux genres d'engouement cérumineux, dont je vais donner la description et le caractère, *et qui n'ont pas encore été définis par aucun auteur.*

1° Engouement cérumineux produit par le cérumen anormal.

Voici le résultat de mes observations :

Le cérumen normal peut former un engouement toutes les fois que des corps étrangers, comme du coton, etc., viennent à s'introduire dans le conduit auditif : alors le cérumen, dans certains cas, s'y attache, et forme avec le temps un bouchon qui obstrue l'oreille au point d'intercepter le passage des sons, de là dysécie, bourdonnements. Dans ce genre d'engouement, si on explore avec soin le conduit, on ne tarde pas à remarquer que la sécrétion cérumineuse est toujours normale dans la partie inoccupée par le bouchon, et dès que l'on enlève ce corps, on s'aperçoit que l'ouïe se rétablit au même moment, et fait disparaître tous les autres symptômes ; de plus, en examinant la matière extraite on la trouve jaune, visqueuse, c'est-à-dire possédant tous les caractères d'un bon cérumen qui n'a été retenu qu'accidentellement dans l'oreille ; et pour peu que l'on explore cette cavité quelque temps après, on la trouve dans un état de santé parfaite.

Comme on peut le voir, ce genre d'affection n'est produit que par la présence d'un corps étranger, qui occasionne, par son mélange avec le cérumen une simple obstruction et non une maladie de l'oreille, du moins pendant tout le temps que la sécrétion cérumineuse s'effectue normalement.

2° De l'engouement produit par le cérumen anormal.

Je viens de démontrer, par ce qui précède, que le cérumen normal par lui-même ne s'altère jamais dans le conduit auditif, lors même qu'il se trouve forcé d'y séjourner par une cause quelconque. L'engouement cérumineux, mentionné jusqu'ici par les auteurs, devait donc avoir une origine différente, c'est ce que la suite de mes remarques m'a porté à découvrir. L'observation m'ayant prouvé que l'engouement du conduit auditif, quant à sa couleur et à sa consistance, suivait les péripéties du cérumen anormal, que j'ai décrites dans mon premier Mémoire, j'ai dû *à priori* expliquer l'altération de cette cavité par l'agglomération de cette matière anormale, et l'expérience est venue confirmer le résultat de mes prévisions; en effet, la sécrétion du cérumen anormal est toujours beaucoup plus abondante que celle du cérumen normal, que j'attribue à l'état morbide du conduit, car si on remonte aux causes commémoratives, on ne tarde pas à découvrir que les personnes qui en sont atteintes ont éprouvé des maladies aiguës comme rougeole, érysipèle, scarlatine, variole, qui ont produit soit des otites, soit des affections chroniques du système glandulaire de l'oreille, etc.

L'engouement formé par le cérumen anormal est toujours de couleur jaunâtre, sale ou grisâtre, tel enfin que le cérumen anormal, voir les gravures 3, 4, 5, 6, 7, 8, 9, R. Quant à la matière blanchâtre et plâtreuse dont parle Lischevin, ce n'est autre chose qu'un résidu purulent produit par l'otorrhée qui se supprime spontanément, en laissant une matière plus ou moins desséchée. C'est ce que j'ai souvent observé dans le premier temps de l'adolescence. Donc il résulte que l'engouement du cérumen anormal se forme toutes les fois que la sécrétion de cette matière commence à diminuer, parce qu'elle n'humecte plus au même point celle primitivement épanchée, devient par cela même de plus en plus compacte et engorge l'oreille, et elle reste dans cet état pendant tout le temps que la sécrétion est incomplète. Si dans ce cas on retire du conduit la matière, l'ouïe s'améliore, mais elle ne devient pas parfaite comme l'ont prétendu certains auteurs; au contraire, la surdité et les bourdonnements se renouvelleut souvent après avec une plus grande intensité. Cette observation que je signale a été aussi faite par Itard. Quant aux concrétions dures et pierreuses qui ont été remarquées, elles ne sont que la suite et la conséquence de la suppression totale du cérumen anormal; cette matière, livrée à elle-même, en séjournant dans l'oreille par l'effet de la chaleur animale et le contact de l'air, acquiert de jour en jour une consistance pour devenir solide comme de la pierre.

D'après tout ce que je viens de rapporter, il est permis de conclure : 1° que le cérumen de l'oreille saine ne peut pas se durcir dans le conduit auditif, et qu'il n'engoue jamais par lui-même cette cavité; 2° que la couleur de l'engouement cérumineux suit au contraire toujours les péripéties du cérumen anormal, et doit par conséquent en être regardée comme la conséquence; 3° enfin que la dessiccation du cérumen dans ce cas doit être considérée comme le résultat de l'engouement d'un cérumen anormal, suite d'affections du conduit.

On concevra que si ce genre d'affection se rencontre souvent, il ne peut être combattu que par des traitements locaux, méthodiquement faits, de nature à rétablir la sécrétion de la cire auditive, parce que la seule extraction du bouchon ne peut, dans aucun cas, rétablir l'ouïe que momentanément, et que par l'extraction de la matière, recommandée seulement par la plupart des auteurs, du moins dans tous les cas qui se sont présentés à ma pratique, ce genre de soins a ramené une sécrétion d'un cérumen normal avec le retour de l'ouïe qui ne s'est plus démenti, par la raison que la fonction du conduit auditif a été rétablie dans son état naturel.

III

Étude sur les maladies de l'oreille.

Effets produits sur l'ouïe par la suppression du cérumen.

Séance du 26 *août* 1850.

Dans deux Mémoires que j'ai eu l'honneur d'adresser à l'Académie en juin et juillet dernier, j'ai successivement traité des modifications du cérumen et de l'engouement cérumineux dans le conduit auditif : il me reste maintenant, pour terminer ce travail, à m'occuper des effets produits par la suppression de la sécrétion du cérumen, et du rôle et de l'importance de cette matière.

Cette question, qui semble au premier point de vue sans grande portée et de peu d'importance, est cependant de nature à jeter un grand jour dans le diagnostic des affections de l'appareil auditif, et c'est, à mon avis, pour avoir négligé cette étude que tous les travaux publiés jusqu'à ce jour n'ont tendu qu'à rechercher dans l'appareil auditif interne les causes de la surdité acquise et des bourdonnements, etc. Ce fait cependant est un point capital de l'organe de l'ouïe. La grande question physique et physiologique de la perception des sons y est intimement rattachée : le cérumen n'est-il qu'un produit excrémentitiel ou nécessaire à l'acte de l'audition? quel rôle joue-t-il ? etc., etc. Tout cela ne doit découler que d'observations nombreuses, nettes et consciencieuses : aussi je me permetterai d'attirer l'attention de l'Académie sur ce point. Je ferai remarquer que dans tous les temps, le cérumen a été regardé comme étant utile à l'acte de l'audition : en effet, la plupart des physiologistes s'accordent à lui reconnaître la propriété d'humecter le conduit extérieur de l'oreille, et de le garantir du contract des corpuscules aériens. MM. Buchanan et Bauch, dans ce dernier temps, ont même soutenu que cette matière a la propriété de perfectionner l'ouïe, mais aucune preuve, aucune expérience ne sont venues appuyer cette théorie : aussi je présente à l'Académie le résultat d'observations multipliées sur ce sujet, et pour éclairer cette question, j'exposerai les faits en points principaux.

Premier point.—Dans tous les cas de dysécie et de bourdonnements, si l'on examine les oreilles des personnes atteintes de ces infirmités, on trouve que *les deux tiers au moins* les ont totalement dépourvues de cérumen. Cette observation a été signalée pour la première fois par le célèbre sir A. Cooper. Et cette circonstance m'a toujours paru être le résultat d'affections aiguës ou chroniques du conduit auditif, survenu lentement, souvent sans douleur. Mais alors le cérumen change de couleur, brunit en perdant son aspect luisant et sa viscosité.

Deuxième point.—L'exploration du conduit auditif ne présente, lorsque la dysécie et les bourdonnements sont anciens, qu'un état de sécheresse complète sans apparence d'état morbide. On remarque souvent alors l'épiderme se soulever par pellicules et des démangeaisons continuelles. Les variations de la température et l'humidité de l'air influent fortement sur l'ouïe; de plus au milieu des bruits prolongés tels que le roulement des voitures, des tambours, etc., les personnes atteintes de ce genre de surdité entendent très-facilement et très-distinctement les conversations qui se font près d'elles, tandis que les personnes qui jouissent d'une très-bonne ouïe ne peuvent ni rien comprendre ni rien saisir. Il est un cas cependant que je dois signaler et dans lequel le conduit auditif se trouve imbibé d'une matière ichoreuse ou purulente, provenant de la présence des dartres et de l'écoulement otorrhoïque; ces produits morbides sont, dans le premier cas, jaunâtres et gris, et dans le deuxième blancs (voir les deux dernières rondelles de la gravure); ces matières sont ordinairement accompagnées : l'une de dysécie et de bourdonnement, l'autre au contraire de dysécie sans bourdonnement ou de migraine.

Troisième point.—En m'appliquant à traiter le conduit auditif de manière à rétablir la sécrétion cérumineuse, toutes les fois que j'y suis parvenu j'ai réussi à rétablir l'ouïe, à moins de complication d'affections internes étrangères à l'oreille.

Deux points sont encore nécessaires pour expliquer le rôle du cérumen dans l'organe de l'ouie : c'est 1° toutes les fois que l'ouïe s'affaiblit, le cérumen est le premier à subir une altération telle que je l'ai indiquée dans mon premier Mémoire; 2° si au contraire l'ouïe s'améliore, le cérumen est encore le premier à subir une modification dans le sens normal.

Des observations et des succès que j'ai obtenus et que j'ai développés dans un ouvrage spécial, envoyé à l'Institut, on doit établir :

1° *Que, dans l'acte de l'audition, le cérumen joue un rôle de premier ordre;*

2° *Que son altération porte le trouble et l'aberration dans les fonctions de l'oreille;*

3° *Enfin que sa suppression donne lieu à une diminution sensible de l'ouïe, etc.*

On peut l'expliquer en ce que la membrane du tympan exécute des mouvements amenés par les oscillations de l'air subordonnées à l'intensité des sons. Si l'on essaye de soumettre la membrane du tympan dépourvue de matière cérumineuse, telle qu'on la rencontre chez les personnes atteintes de dysécie, à différentes pressions d'air, de manière à lui faire éprouver des dilatations de dedans en dehors, comme par exemple en introduisant une colonne d'air par la trompe d'Eustache, ou plus simplement encore en fermant la bouche et le nez et faisant expirer à plusieurs reprises, on sent que cette cloison reste peu sensible à ces efforts, tandis que la membrane humectée par le cérumen chez les personnes dans l'état normal exécute dans ce cas des dilatations réitérées, faciles à saisir par le bruit soudain produit par le cérumen qui modifie à lui seul l'un et l'autre cas. Ce résultat prouve bien que le cérumen agit sur la membrane du tympan comme la synovie, dans les articulations, etc. On conçoit alors que son altération ou sa suppression porte le désordre dans les fonctions de l'ouïe. D'où il résulte la nécessité de rétablir cette matière dans l'état normal, pour remettre l'ouïe altérée et pour dissiper le bourdonnement et le mal de tête produit en pareil cas.

Tel est le résultat des observations que ma pratique m'a fournies depuis 1828, époque à laquelle je me suis attaché spécialement à l'étude des maladies de l'oreille.

C'est à l'Académie à apprécier mes travaux, je dois l'espérer.

OBSERVATION.

J'ai cru nécessaire d'introduire dans le texte de mon ouvrage, que j'ai envoyé à l'Académie, des épreuves non équivoques des propriétés du cérumen : on y lit une lettre de M. le comte de Cordon, à qui j'ai rendu l'ouïe, quoiqu'il l'eût perdue complétement depuis trente-cinq ans, dans laquelle il rend compte des modifications de la cire de l'oreille ; on y remarque encore une autre lettre de M. Raybaud, coiffeur à Marseille, à peu près conçue dans le même sens. Enfin depuis 1854, époque de la publication de l'avant-dernière édition dudit ouvrage, j'ai reçu plusieurs autres documents de même nature, etc.

Lettre d'une intime de Me Marie de Saint-Adrien, religieuse du Bon-Pasteur, à Lille (Nord).

« Monsieur,

« Je prends la confiance de venir encore vous demander quelques conseils relativement à la surdité que j'éprouve depuis six à sept ans. Voilà huit mois que je fais régulièrement le traitement que vous m'avez prescrit ; il a amené de l'amélioration dans l'ouïe, mais il reste encore à désirer pour la recouvrer entièrement. Le cérumen commence à se former, mais lentement. Un médecin m'a dit qu'après les injections je devrais me faire souffler dans l'oreille de la poudre d'alun ; avant de m'y décider, je voudrais avoir votre avis. Oserais-je vous prier, monsieur, de vouloir bien être assez bon pour me dire ce que je dois faire pour hâter ma guérison, car je me trouve dans une fonction qui nécessite pour la remplir une bonne ouïe.—Daignez, monsieur, m'honorer d'une réponse, je vous serai infiniment reconnaissante.

« Veuillez agréer, etc. »

***

2 Lettre de M. Mijer, fils *du général* hollandais.

Kempen.

« Monsieur,

« Affecté depuis plus de vingt ans, j'en ai maintenant 36, d'une surdité aux deux oreilles sans savoir à quoi l'attribuer, je me suis procuré votre ouvrage traitant de cette affection, et me suis mis en traitement depuis le mois de janvier sans éprouver d'amélioration remarquable; c'est la raison pour laquelle je m'adresse à vous, afin que vous m'aidiez de vos bons conseils. L'oreille gauche, qui était d'une sécheresse extrême, a rendu depuis quelque temps des corps blancs, bruns, jaunes, ce qui n'a plus lieu depuis deux mois; il s'y sécrète maintenant un cérumen naturel; aussi l'ouïe s'améliore. Le battement d'une montre placée à une petite distance de cette même oreille est entendu. L'oreille droite, affectée, je crois, d'une otorrhée purulente, sécrète maintenant une matière jaune, mais elle est souvent mélangée avec un cérumen de mauvaise nature. Ayant cessé le traitement depuis une quinzaine de jours, il me semble que cet écoulement est augmenté depuis que j'ai fait deux fois de suite, avec de l'eau de savon, des injections que mon médecin m'a conseillées et qui ont entraîné quelques peaux. Au commencement de votre traitement, j'éprouvais en remuant la mâchoire un clapotement continuel, et, lorsque je me mouchais, je sentais le vent chaud sortir de l'oreille, ce qui n'a plus lieu. La membrane du tympan me paraît relâchée; néanmoins, j'entends maintenant le balancier de ma montre à une distance d'un pied.

« Veuillez me dire, je vous prie, au plus tôt, si je dois continuer votre traitement, ou bien la nouvelle marche que je dois tenir.

« J'ai l'honneur d'être, avec, etc. »

MIJER,
Contrôleur de l'enregistrement, à Kempen,
province d'Over-Issel (*Hollande*).

Deuxième lettre.

« Monsieur le docteur,

« Le traitement que vous m'avez conseillé dans la lettre que vous m'avez fait l'honneur de m'écrire dans le temps a produit son effet, puisque maintenant j'ai le bonheur de bien entendre de mes deux oreilles. Je puis actuellement entretenir la conversation avec le premier venu ; il me reste cependant un léger bourdonnement dans une oreille, qui se renouvelle de temps à l'autre. Comme vous êtes dans ce moment à Amsterdam, je vous autorise de publier ma lettre sur les journaux, afin de faire connaître publiquement ma cure, pour que les personnes affligées dans le sens de l'ouïe se décident à venir vous demander vos bons conseils.

« Agréez, etc. »

MIJER,
Receveur de l'enregistrement à Kempen.

3° Lettre d'une personne parfaitement connue de M. d'Henin-Larcy, négociant à Lille, rue Manneliers, n° 2.

Lille.

« Monsieur le docteur,

« J'ai fait le traitement très-exactement que vous m'avez ordonné dans votre dernière lettre. J'ai maintenant une oreille qui, selon moi, est guérie; elle rend de la cire jaune ; elle entend en outre beaucoup mieux que l'autre, dans laquelle j'ai trouvé la semaine dernière une matière couleur chocolat ; néanmoins, je m'aperçois chaque jour que j'entends de mieux en mieux. Veuillez, je vous prie, monsieur, me dire si je dois encore continuer ce même régime, et pendant combien de temps, je vous en serai bien reconnaissante.

« Daignez, monsieur, me croire votre très-humble servante. »

***

Autre.

Vanvey, près Châtillon-sur-Seine (Côte-d'Or).

« Monsieur le docteur,

« Le jeune homme qui vous a consulté le 13 novembre dernier a suivi exactement votre prescription ; il y a maintenant de l'amélioration, puisque la surdité est moins forte. Les deux oreilles rendent actuellement de la cire assez naturelle : autrefois cette matière était moitié blanchâtre, etc.—Veuillez, monsieur le docteur, nous diriger encore dans le traitement. Agréez. »

LABBIN,
Curé de Vanvey (Côte-d'Or).

Deuxième lettre.

Vanvey.

« Monsieur.

« Le jeune homme de Vanvey, près Châtillon, va toujours de mieux en mieux. J'espère que le traitement que vous lui avez prescrit le délivrera entièrement de sa surdité.

Agréez, monsieur le docteur, mes salutations. »

LABBIN, *curé*.

Autre.—Lettre de M. Pignet père, négociant.

Saint-Genis-Laval, près Lyon.

« Monsieur,

« Je viens de nouveau vous entretenir de mon infirmité. Depuis ma dernière, il s'est passé bien des choses sur mon malheureux corps. J'ai éprouvé une névralgie qui m'a duré huit mois. Je l'ai traitée par la méthode homœopathique, qui a nécessité la suspension des pansements de mes oreilles, que j'ai repris depuis quatre mois environ, ce qui m'a ramené quelques améliorations; mais elles ne sont pas très-sensibles, mais il y en a cependant un peu. L'oreille droite, qui est celle par où j'entends le mieux, avait une telle intensité que je n'entendais plus le mouvement de ma montre. Aujourd'hui, je l'entends en mettant ma montre à 4 centimètres de mon oreille; mais ce qui me chagrine, c'est de ne pas voir le cérumen. Si vous croyez que les pansements peuvent m'être utiles, je viens vous prier de vouloir bien me guider dans cette circonstance. Si vous jugiez qu'il fût nécessaire de pratiquer des fumigations, etc., ne soyez pas retenu par aucune cause dont vous avez entretenu mon fils lorsqu'il est venu vous consulter. Cette phlegmasie chronique que j'avais dans le conduit auditif me paraît entièrement disparue, car les vertiges qui me duraient deux, trois heures, et qui se renouvelaient trois à quatre fois par semaine, sont passés depuis près de trois mois, et je ne puis les attribuer qu'au traitement que vous m'avez ordonné.

Ainsi donc, monsieur, comme je vous l'ai dit d'autre part, si vous jugez à propos de m'ordonner quelque nouvelle chose, vous serez assez bon pour me gratifier d'une réponse.

« Dans cette attente, etc. »

PIGNET père.

OBSERVATION.

Les documents que je viens de reproduire ici et ceux contenus dans mon ouvrage prouvent qu'il existe un cérumen normal et anormal ; de plus, que cette matière a la plus grande influence sur l'acte de l'audition.

Ils prouvent également, comme l'a observé Celse, que les affections du conduit auditif donnent lieu non-seulement à la surdité et à des bourdonnements, mais encore à des maux de tête et à des étourdissements considérables que j'ai combattus jusqu'à présent avec un succès remarquable rien qu'avec des moyens simples, employés dans le conduit auditif : aussi je conclus que le médecin ne doit jamais perdre de vue, dans les cas de maux de tête et d'étourdissement, d'explorer les oreilles. Mais pour rendre son diagnostic facile, il faut qu'il étudie auparavant le caractère du cérumen anormal. Pour les distinguer du naturel, il faut encore qu'il sache se rendre compte de la suppression totale de cette matière, et des effets de la sécheresse du conduit auditif qui en est la conséquence : par ce moyen il ne tardera pas à découvrir souvent la cause des maux de tête, des étourdissements, des bourdonnements, des tintements d'oreilles et *de la dysécie* que l'on peut supposer exister ailleurs. Je vais maintenant reproduire de nouveaux documents, mais qui ne font pas mention de la cire auditive ; ils n'en sont pas moins intéressants à connaître.

Maestricht (Hollande).

« Monsieur le docteur,

« Je vous ai consulté le 4 octobre, chez M. Gillon, à Liége, et vous m'avez engagé à vous faire savoir, au bout de six semaines, le résultat du traitement que vous m'avez ordonné de suivre. Ce traitement consiste 1° à baigner les oreilles avec huile acoustique pendant huit jours de suite ; 2° à pratiquer le matin avec une petite seringue une douzaine d'injections d'une liqueur de chlorure de chaux ; 3° à frotter tous les quatre jours le contour du pavillon des deux oreilles avec une pommade iodurée. Jusqu'à présent, je ne trouve pas de changement, excepté que *les vertiges ont cessé tout à fait* et que je n'ai presque plus de tintements dans les oreilles. Quant à ma surdité, elle est devenue plus journalière qu'auparavant ; il y a des jours que j'entends fort bien, il y en a d'autres que je n'entends pas bien.

« J'oubliais de vous dire que, surtout dans les derniers jours, il est sorti des croûtelles de l'oreille droite d'une couleur brun foncé. J'espère, monsieur, que vous aurez la bonté de me répondre bientôt, en me faisant savoir en même temps si je dois continuer le même traitement ou suivre toute autre recette que vous jugerez bon de m'indiquer.

« En attendant, veuillez agréer, »

JULES WINKELMAN,
Cloître Saint-Gervais, à Maestricht.

M. Winkelman est le fils de M. Winkelman, contrôleur de l'enregistrement de cette ville.

Je n'ai pas manqué de satisfaire aux désirs de M. Winkelman ; n'ayant pas reçu d'autres lettres de lui, je suppose que ma nouvelle prescription a produit l'effet désiré.

2° Saint-Dizier.

« Monsieur,

« J'ai suivi exactement le traitement que vous m'avez prescrit, et je m'en trouve bien. Un bourdonnement continuel que j'avais dans l'oreille gauche n'est plus que momentané et moins fort. Le traitement que vous m'avez ordonné le 1er juin consistait en des injections tous les matins dans les oreilles, et le soir l'introduction de dix à douze gouttes d'une huile désignée dans l'ordonnance.

« Comme j'ai quitté Paris, et que le voyage serait un peu coûteux, je suis à 50 lieues, je vous prie de me faire savoir la marche que je dois tenir afin de me débarrasser tout à fait.

« Je suis, avec, etc. »

Charles-Antoine LALLEMAND,
Propriétaire, près la fontaine de Gingny,
à Saint-Dizier (Haute-Marne).

3°

« Monsieur le docteur,

« Vous ayant consulté l'an dernier pour une surdité, et ayant fait votre traitement, j'ai été guéri ; mais j'éprouve encore alternativement des bourdonnements d'oreilles qui me font souffrir. Je vous envoie ma sœur, pour que vous ayez la bonté de lui donner une consultation, afin que je puisse m'en guérir radicalement.

« Agréez, etc. »

LAPOINTE-DANGUILLAUME,
Maître maçon à Laon.

4o

Déclaration de M. Bor, membre du comité de salubrité de la ville d'Amiens et du jury médical de la Somme.

Amiens.

« Je crois rendre justice à la vérité en déclarant que beaucoup de personnes de notre ville, atteintes de surdité, ont fait le traitement du docteur Mène Maurice, de Paris, et que dans ce nombre plusieurs ont ressenti une amélioration très-marquée dans leur position, et que d'autres ont recouvré l'ouïe entièrement. »

Bor.

Autre.

Villefranche d'Aveyron.

« Monsieur le docteur,

« On a fait l'application de votre traitement dans les oreilles d'une jeune fille de 7 ans, qui, depuis deux ans, est devenue sourde et muette par suite de convulsions. Un mieux sensible s'est fait sentir. L'enfant commence à entendre un bruit soudain et même le bêlement des brebis; elle prononce distinctement le mot *papa*, et commence aussi à articuler d'autres syllabes. Il y a aujourd'hui trois semaines que j'ai fait commencer le traitement. Au bout de huit jours l'enfant, d'ordinaire très-docile, très-gaie, vive, caressante, éprouvait des impatiences, disparaissait de la maison pendant des heures entières, battait sa petite sœur, en un mot paraissait éprouver une forte irritation dans tout le système nerveux. C'est à ce moment qu'un dépôt considérable de sang et de matières visqueuses s'ouvrit par les narines. A dater de cet événement les nerfs se calmèrent, l'enfant reprit sa gaieté habituelle, et chaque jour on put s'apercevoir que le traitement agissait avec efficacité. On a consulté un médecin, qui est d'avis de continuer votre traitement. On désire savoir si les eaux minérales de Crousac ne pourraient pas convenir aussi pour hâter la guérison. Je désire connaître votre avis sur l'emploi de ce dernier moyen; je vous prie, monsieur le docteur, de me répondre.

« En attendant, agréez. ».

Le comte DE MONTHIERS,
A Villefranche d'Aveyron.

Autre.

Hornu.

« Monsieur le docteur,

« Il y a quatorze ans environ, si je ne me trompe, j'ai eu l'honneur de vous adresser M. Minne, alors percepteur des contributions directes de Bouchain, arrondissement de Valenciennes, atteint d'une surdité presque complète. Il fit votre traitement avec exactitude, et il eut le bonheur de recouvrer l'ouïe parfaitement. Depuis cette époque, sans avoir l'avantage de vous connaître, j'ai bien des fois parlé de vous à des personnes qui se trouvaient dans la situation où était M. Minne. Il n'y a que peu de jours que je mettais votre nom sur le tapis, si je puis m'exprimer ainsi, lorsqu'un journal de Bruxelles vint m'apprendre que vous étiez dans cette ville jusqu'au 22 du courant. Aussi je dois m'empresser de profiter de votre présence sur les lieux pour vous consulter, non pour moi, mais bien pour une personne à qui je porte un vif intérêt. C'est un jeune homme âgé de seize ans et demi; il est atteint depuis 1839 d'une surdité que l'on avait regardée comme devant être momentanée, et qui cependant, va en augmentant de plus en plus.

« Cette surdité provient d'un coup que le jeune homme a reçu à la tête, dans le courant de ladite année, de la part d'un enfant plus âgé que lui, qui dans une lutte l'a poussé violemment contre la muraille; cet accident a eu pour résultat un dépôt dans la tête, et ensuite est survenue la surdité, etc.

« Agréez, etc. »

LAUWEREYNE,
Agent comptable au Carbonage du Grand-Buisson, à Hornu, près Mons.

Autre.

Bruxelles.

« Monsieur le docteur,

« J'étais sourd depuis au moins dix-huit ans, mais depuis environ trois mois les symptômes s'étaient considérablement accrus. Étant venu vous consulter et ayant suivi exactement vos conseils, je suis heureux aujourd'hui de vous annoncer que mon ouïe est définitivement rétablie.

« Recevez, monsieur, toute ma reconnaissance et toute ma gratitude, et mes salutations empressées. »

JULIEN,
Commis voyageur, rue des Carrières, 18,
à Bruxelles.

RECHERCHES

SUR UNE NOUVELLE VARIÉTÉ

DE MIGRAINE

Mémoire présenté à l'Académie des Sciences dans sa séance du 28 *novembre* 1859

Par le Dr ÉDOUARD MÈNE.

L'affection qu'on nomme *migraine* est décrite dans tous les auteurs comme une maladie, revenant par accès, caractérisée par une douleur plus ou moins vive, ordinairement limitée à la moitié frontale du crâne, occupant surtout la région sourcilière, la cavité orbitaire ou la fosse temporale, et s'accompagnant d'inappétence, de nausées, de vomissements et d'état de malaise extrême. Cette affection est regardée par tous les médecins comme essentiellement nerveuse, sans caractère anatomo-pathologique appréciable et par conséquent idiopathique.

On a décrit aussi des migraines symptomatiques de lésions de divers organes, tels que du cerveau, de l'utérus, etc. Plusieurs auteurs se sont appesantis sur celles qui surviennent dans les affections des fosses nasales et des sinus frontaux.

Sauvage[1] décrit une migraine des sinus frontaux.

Nicolaï et Schraden parlent des migraines qui ont pour cause les amas de mucosités dans les fosses nasales et les sinus frontaux. Il en est de même de Lieutaud.

Vogel cite des migraines provenant des caries osseuses de ces mêmes sinus.

Plusieurs auteurs ont donné des observations de migraines résultant de la présence de vers dans les sinus frontaux.

M. Deschamps fils[2] et M. Cuvillier[3] les attribuent au vice rhumatismal des fosses nasales et des sinus.

M. le docteur Gruby a observé des migraines dépendant de plusieurs causes :

1° D'une inflammation chronique des membranes muqueuses de la partie supérieure des fosses nasales, dans les coryzas chroniques, surtout chez les personnes d'un tempérament lymphatique ;

2° D'une inflammation chronique de cette membrane muqueuse dans les cas de coryzas chroniques, s'accompagnant de sécrétion mucoso-purulente. On note alors chez les adultes d'un tempérament sanguin une légère injection des conjonctives ;

3° De l'obstruction d'une des fosses nasales par un polype, surtout quand ses racines se trouvent dans la portion supérieure de la membrane muqueuse. Dans les cas où ce polype n'est pas assez développé pour être bien diagnostiqué, on peut le confondre avec une inflammation chronique de la muqueuse. Il y a alors légère injection conjonctivale et troubles auditifs.

[1] *Nosologie* (*De Hemicranio coryzæ*).

[2] *Dictionnaire des Connaissances médicales* (art. MIGRAINE).

[3] *Traité des affections des fosses nasales*, ann. 1804.

Outre ces trois espèces de migraines, M. le docteur Gruby en reconnaît d'autres qui ont pour base l'appareil optique :

1° Quand l'œil est très-susceptible à la lumière. Dans ces cas, qui s'accompagnent ou non d'injection légère conjonctivale, les douleurs se font sentir le matin, aussitôt le réveil, surtout si la chambre est exposée au grand jour;

2° Il décrit une migraine provenant d'un travail assidu à la lumière vive, caractérisée par des douleurs dans la région temporale et se prolongeant suivant la direction des ramifications nerveuses ;

3° Il établit aussi que les myopes se servant de verres concaves à foyer relativement trop court, que les personnes qui fixent le bulbe oculaire pour regarder un point brillant sont sujets à des migraines, toutes les fois qu'ils se livrent à un travail assidu.

Suivant lui, d'autres causes peuvent donner lieu à des migraines, par exemple, l'inspiration prolongée des gaz de combustion dans les appartements; ou bien une transition subite de chaleur suivie d'un refroidissement. Dans ces cas les douleurs suivent la direction des nerfs et des vaisseaux sus-orbitaires et temporaux : un examen attentif fait découvrir au toucher des lignes douloureuses correspondant au trajet des filets nerveux et des vaisseaux artériels.

M. Piorry, dans son *Traité de Médecine pratique* (t. VIII, part. II, 542), cite un cas de migraine olfactive; un peu plus loin (t. VIII, part. II, 548), il décrit une migraine chez une femme sourde, sans parler de l'état des fosses nasales et des sinus frontaux.

Excepté ces deux derniers faits qui se rapprochent de ceux que j'ai observés sur un ensemble de 500 malades, je n'ai trouvé nulle part trace des migraines qui surviennent si fréquemment chez les individus affectés de maladies chroniques de l'appareil auditif, à tel point que sur les 500 cas que je viens de signaler j'en ai noté 375, dont 77 de migraines aiguës.

Cette migraine symptomatique n'est pas de nature nerveuse; elle offre certaines altérations que j'examinerai plus loin. Considérée sous les formes qu'elle présente, elle peut être divisée en migraines *aiguë* et *chronique*. Ces deux formes diffèrent complétement l'une de l'autre et doivent être étudiées à part.

MIGRAINE AIGUË.

C'est la forme la plus rare, et je ne l'ai observée que 75 fois. Elle débute presque toujours le matin : le malade se réveille avec un mal de tête plus ou moins violent, ou bien celui-ci se manifeste peu après la sortie du lit. Dans ce cas il y a toujours quelques légers prodromes, tels que malaise général, courbature, langue blanche, bouche amère, perte d'appétit, tristesse, accablement; puis surviennent des vertiges et des éblouissements. La pression sur le globe de l'œil est douloureuse, celui-ci est distendu et rouge; on note du larmoiement et des troubles dans la vue. La tête entière, dans certains cas, est douloureuse, et il semble au malade qu'elle va éclater par morceaux. D'autres fois, la douleur est limitée du côté de l'oreille affectée, à la partie du crâne qui s'étend du pavillon de l'oreille à l'orbite correspondante. Dans la majorité des cas, la douleur occupe le devant du front, la région sourcilière, la fosse temporale et le pourtour des orbites. La racine du nez est le siége d'un serrement intérieur. La pression, les mouvements augmentent la douleur; aussi le malade reste-t-il en général assis. La figure, tantôt rouge tantôt pâle, exprime l'abattement; il y a impossibilité de travail quelconque. La lumière vive, le bruit, les sons aigus irritent le malade ; dans certains cas il se produit un évanouissement. Presque toujours il survient des éructations, des nausées, ou même des vomissements qui soulagent le malade.

Pendant toute la durée de ces symptômes on note une augmentation dans les bourdonnements et la surdité qui accompagnent ces sortes de migraines. Le pouls est presque toujours accéléré, il y a quelquefois léger mouvement fébrile. Ces symptômes reviennent par accès plus ou moins fréquents, qui se renouvellent, tantôt deux ou trois fois de suite, tantôt après des intervalles plus ou moins éloignés, mais sans ordre régulier. Ils se terminent, en général, après 6 ou 8 heures ; chez certains malades, ils durent deux jours et disparaissent en ne laissant après eux qu'un peu de pesanteur de tête et de courbature. Mais presque toujours ils sont remplacés par des migraines chroniques.

MIGRAINE CHRONIQUE.

Cette espèce de migraine est très-commune et s'observe chez les trois cinquièmes des individus affectés de maladies auditives. Contrairement à la migraine aiguë, qui n'arrive que par accès et à intervalles plus ou moins éloignés, la migraine chronique est continue, mais sujette à des exacerbations. Il est rare qu'elle laisse du répit aux malades, et si elle diminue un peu, ce n'est guère que pendant l'été. J'ai toutefois observé plusieurs malades chez lesquels les maux de tête cessaient pendant quelque temps, puis reparaissaient ensuite, sans cause connue.

Quant aux exacerbations que présente la migraine chronique, elles se manifestent en général sous l'influence de toutes les causes qui activent la circulation, ou bien qui ralentissent le cours du sang dans la tête : ainsi après une marche ou une course forcée, après une émotion morale un peu vive, un travail de tête assidu ou des veilles prolongées, voit-on la céphalalgie augmenter d'intensité. L'époque des règles chez la femme a la même influence. Il en est de même des orages et des changements de saison, surtout au printemps et à l'automne.

Les symptômes qu'on observe dans la migraine chronique sont les suivants : le malade a continuellement la tête lourde, embarrassée; il souffre surtout au devant du front d'une douleur correspondant aux sinus frontaux. Cette douleur est sourde, constante, et souvent donne la sensation d'une sorte de barre qui s'étend au pourtour des orbites et aux fosses temporales. Il existe à la racine du nez un serrement intérieur plus ou moins prononcé. Dans certains cas le malade souffre derrière la tête au niveau de la région occipitale, ou bien au pourtour de l'oreille, ou même dans toute l'étendue de l'auricule. Cette douleur, qui est continue, n'augmente pas par la pression; mais souvent elle s'accroît par une des causes que j'ai notées plus haut. Elle est accompagnée en général de bruits d'oreille : tels que tintements, bruissements ou bourdonnements, qui deviennent d'autant plus forts que s'accroît la céphalalgie.

Un des symptômes les plus fréquents de la migraine chronique, ce sont les éblouissements accompagnés de vertiges. Ceux-ci se manifestent surtout pendant la marche, et le malade est souvent forcé de s'arrêter pour ne pas tomber. Il lui passe une sorte de nuage devant les yeux, ce qui fait qu'il a de la peine à fixer les objets. Dans certains cas, les vertiges ne font que paraître, mais se renouvellent plusieurs fois par jour ; d'autres fois ils ne se manifestent qu'à de rares intervalles, tous les huit jours, tous les quinze jours ou même tous les mois ; mais en général ils durent quelques minutes ou bien un quart d'heure.

Chez ces malades on trouve, dans la majorité des cas, une diminution de l'odorat en même temps que de la sécrétion de la muqueuse nasale ; les malades mouchent peu et rarement ; dans quelques circonstances il existe un développement exagéré de l'odorat ; les malades ont de la peine à supporter les odeurs les plus faibles ; presque toutes les impressionnent d'une manière désagréable. Cette susceptibilité de l'odorat coïncide dans la majorité des cas avec une hypersécrétion de la muqueuse nasale, soit que cette hypersécrétion soit l'état physiologique, soit que, ce qui est le plus fréquent, elle provienne d'un coryza aigu qui, chez certains malades, se manifeste alors sous l'influence de la moindre cause. Quelquefois le canal nasal étant aussi affecté, les larmes coulent facilement sur la joue par suite de la diminution du calibre de ce conduit.

Presque tous les malades aussi accusent, surtout le matin, une sécheresse très-grande de la gorge ; ils sont obligés de faire des efforts pour avaler leur salive et ramènent avec difficulté quelques mucosités. Cette gêne est quelquefois continuelle, et on observe alors une légère diminution du goût ainsi qu'un changement dans la voix, qui devient moins sonore.

Si l'on examine les membranes muqueuses, on voit que celles qui tapissent le palais, la luette, les piliers, le pharynx et les amygdales, sont d'un rouge plus ou moins vif, quelquefois violacé. L'injection des vaisseaux capillaires est très-manifeste. Le tissu des amygdales est, dans certains cas, hypertrophié, au point qu'elles ont doublé de volume; d'autres fois ces parties sont atrophiées. Les gencives peuvent subir aussi une altération; elles se boursouflent, saignent facilement; les dents peu solides se couvrent alors de tartre, et les glandes salivaires donnent une sécrétion plus abondante que dans l'état normal. On ne peut savoir dans quel état se trouve la membrane muqueuse des fosses nasales et des sinus frontaux; mais les symptômes qui se manifestent étant de même nature que ceux de la gorge, il y a tout lieu de croire que les lésions sont identiques. Quant aux trompes d'Eustache, elles sont plus ou moins rétrécies et obstruées, et on s'en assure facilement au moyen du cathétérisme.

Quant à l'organe auditif, il doit être examiné avec soin, car il est rare qu'on n'y trouve aucune altération. Le plus souvent les conduits auditifs sont très-secs et plus ou moins rétrécis, leurs parois sont couvertes de pellicules qui ne sont autre chose que des débris de la membrane qui les tapisse; la matière cérumineuse a totalement disparu; les membranes du tympan sont plus ou moins opaques. D'autres fois le calibre des conduits a augmenté, et si l'on explore avec attention, on découvre que leur partie inférieure est bouchée par un amas de cérumen plus ou moins durci, ou bien par un engouement de cellules épidermoïques, ou bien encore par un polype ou par un corps étranger. Le malade, dans certains cas, est atteint d'un écoulement catarrhal ou purulent, s'accompagnant ou non de perforation de la membrane du tympan. Du reste, il arrive que la perforation, pratiquée par l'art ou accidentelle, produit aussi des migraines chroniques, indépendamment des céphalalgies aiguës qui se manifestent quelquefois d'une manière si intense immédiatement après cette perforation.

Dans presque tous les cas de migraine chronique, si on approche une montre du pavillon de l'oreille, le malade entend moins bien, ou même ne perçoit plus les battements, suivant l'intensité de l'affection auditive; si on applique la montre au niveau des fosses temporales, ou sur le milieu du front, les battements, qui dans l'état de santé ordinaire et même dans certaines maladies auditives sont entendus par le patient, sont insensibles dans les cas de migraine chronique, ou bien seulement perçus très-faiblement. Le bruit d'une montre serrée entre les dents s'entend parfaitement dans l'état normal et retentit plus fortement quand on bouche les conduits auditifs avec les doigts; dans le cas de migraine chronique, au contraire, cette perception n'existe pas, même quand on bouche lesdits conduits. Et si cette perception se manifeste ce n'est que très-faiblement et à la suite d'une attention longtemps soutenue.

DIAGNOSTIC DIFFÉRENTIEL.

La migraine chronique, étant continue et exacerbante, n'a pas besoin d'être différenciée d'avec la migraine aiguë. Ce n'est seulement que la migraine aiguë symptomatique qui peut être confondue avec une migraine idiopathique. Examinées superficiellement, elles présentent l'une comme l'autre des symptômes presque identiques. Même douleur occupant tantôt toute la tête, tantôt limitée à la région frontale, aux fosses temporales, au pourtour des orbites et à la racine du nez. Même influence de la pression, de la lumière et du bruit, qui augmentent cette douleur; même état de rougeur et de gonflement du globe de l'œil; même trouble de la vue. Les vertiges, les éblouissements, les nausées, les vomissements sont aussi fréquents dans la première que dans la seconde de ces affections ; elles présentent toutes deux des accès qui durent à peu près aussi longtemps et se terminent de même. Il existe souvent dans la migraine idiopathique des bourdonnements et de la surdité ; mais, dans ce cas, ces symptômes qui n'existaient pas avant l'accès disparaissent avec lui. L'examen des oreilles ou le cathétérisme des trompes d'Eustachi ne démontre l'existence d'aucune lésion.

Il en est bien autrement dans la migraine aiguë symptomatique. Tous les malades qui en sont affectés accusent des bourdonnements antérieurs à l'accès, ainsi qu'une surdité persistante et plus ou moins profonde selon la nature et le degré de la maladie auditive. Ces symptômes redoublent d'intensité pendant l'accès, mais ils ne disparaissent pas avec lui ; ils redeviennent seulement ce qu'ils étaient avant. L'examen des oreilles qui n'a rien montré dans les cas de migraine idiopathique est ici, au contraire, extrêmement utile. Le conduit auditif externe est souvent plus ou moins rétréci par suite du gonflement de ses parois ; dans ces cas surtout il est revêtu de nombreuses pellicules ; le cérumen manque complétement, aussi les parois sont-elles fréquemment dures ; la membrane du tympan est opaque ; d'autres fois, le calibre du conduit est normal, la cire seule a diminué : ou bien il existe une otorrhée plus ou moins abondante, accompagnée ou non de perforation de la membrane du tympan. Dans différents cas on trouve dans le conduit, soit un corps étranger, un polype ou un amas de cérumen plus ou moins durci et adhérent à la membrane épidermique en voie de desquammation. Chez quelques malades enfin le conduit auditif externe est normal, le cérumen n'a subi aucune altération.

Si dans la migraine idiopathique on examine le voile du

palais, la luette, les piliers, les amygdales, la paroi postérieure du pharynx, les fosses nasales, on ne trouve aucune altération dans ces parties.

Il n'en est pas de même dans la migraine aiguë symptomatique. J'ai presque toujours trouvé la membrane muqueuse qui revêt les parties que je viens de nommer d'un rouge plus ou moins vif et souvent violacé ; souvent l'injection est assez manifeste pour offrir un léger relief ; la rougeur, qui dans certains cas existe sans gonflement, peut s'accompagner soit d'une hypertrophie, soit d'une atrophie des amygdales. On note en même temps une grande sécheresse de la gorge et une légère diminution du goût. Les fosses nasales, toujours saines dans la migraine idiopathique, sont constamment affectées ici ; l'altération n'est pas visible à l'œil, mais le raisonnement démontre qu'elle est de même nature que dans la gorge. En effet, les malades respirent plus difficilement par le nez, ils mouchent peu et rarement, ils sentent moins bien les odeurs, excepté toutefois quand il y a un coryza aigu ; dans ce cas, on observe chez certains individus une augmentation de la sécrétion muqueuse, ainsi qu'une hypersensibilité de l'odorat. Il est probable que l'altération s'étend à la membrane muqueuse qui tapisse les sinus frontaux, et que c'est à cette lésion qu'est dû le serrement douloureux de la racine du nez au niveau des cellules antéro-supérieures de l'ethmoïde. La douleur frontale provient probablement aussi de cette altération. Le cathétérisme des trompes d'Eustache, ou même le simple mouvement qu'on fait faire au malade, et qui consiste à fermer le nez ainsi que la bouche et à pousser fortement comme pour se moucher, démontre clairement qu'il y a toujours alors un rétrécissement ou une obstruction des trompes d'Eustache.

Si donc les symptômes des deux maladies sont presque

semblables, s'ils se manifestent par accès dans l'une comme dans l'autre, s'ils durent à peu près autant et se terminent de même, on peut toutefois les différencier parfaitement en faisant attention à la marche des bourdonnements et de la surdité, ainsi qu'aux altérations qu'on rencontre presque toujours dans la gorge et constamment dans l'organe de l'ouïe, les fosses nasales et les sinus frontaux, altérations qui n'existent jamais dans la migraine idiopathique. De plus, les individus affectés de cette dernière maladie reviennent à l'état normal dans l'intervalle des accès, tandis que ceux qui sont sujets aux migraines aiguës symptomatiques éprouvent, en général, des migraines chroniques accompagnées de vertiges et d'éblouissements.

Quant aux céphalalgies occasionnées par les affections aiguës des oreilles, comme les érysipèles et les otites aiguës ainsi que celles qui surviennent à la suite de la perforation de la membrane du tympan, soit accidentelle, soit pratiquée par l'art, elles sont de deux sortes : immédiates ou consécutives. Celles qui sont immédiates rentrent dans le cadre des céphalalgies qui accompagnent les maladies aiguës de la tête ; je ne fais donc que les mentionner ici. Celles qui se montrent plus tard rentrent dans les migraines chroniques que je décris dans ce Mémoire.

NATURE DE CETTE MIGRAINE SYMPTOMATIQUE.

Si on range la migraine idiopathique parmi les affections nerveuses, parce qu'on ne découvre aucune lésion manifeste, je crois qu'il n'en doit pas être de même de la migraine symptomatique dont je viens de parler. Dans cette dernière, on trouve toujours dans la gorge, le pharynx, les fosses nasales et les trompes d'Eustache une altération qui s'étend sans nul doute dans les sinus frontaux. On peut lui donner le nom d'*inflammation chronique*, parce qu'elle consiste en une rougeur plus ou moins vive, provenant de l'injection des vaisseaux capillaires, et qu'elle s'accompagne souvent d'hypertrophie des tissus ainsi que de diminution de la sécrétion muqueuse et de la fonction nerveuse des organes affectés. Les altérations sont du reste semblables à celles qu'on trouve dans les inflammations chroniques de ces parties. Ce qui contribue à me confirmer dans mon opinion, c'est que la migraine qu'on ne remarque jamais dans les surdités non accompagnées des lésions que j'ai citées plus haut s'observe toujours et avec une grande intensité quand la maladie auditive est survenue à la suite de maladies inflammatoires vives, comme la variole, la scarlatine, les fièvres typhoïdes, et surtout après les angines soit simples, soit diphthéritiques, soit syphilitiques. Or à la suite de ces cas où l'état inflammatoire n'était pas douteux, les altérations des muqueuses sont les mêmes que dans les autres cas que j'ai observés. Il existe toutefois dans certains cas des ulcérations qui sont rares.

En rapprochant les faits les uns des autres, en comparant les altérations, les lieux qu'elles occupent, les symptômes qu'elles déterminent, j'en arrive à conclure qu'elles sont toujours les mêmes : toutes les fois qu'elles existent elles donnent lieu à des migraines soit aiguës, soit chroniques; toutes les fois qu'elles manquent, c'est-à-dire que les affections auditives ne sont pas accompagnées de lésions dans les membranes muqueuses des trompes d'Eustache, du pharynx, des fosses nasales et des sinus frontaux, on n'observe jamais de céphalalgies, et s'il s'en présente, on peut dire alors que ce n'est qu'une migraine idiopathique.

ÉTIOLOGIE.

La migraine symptomatique est plus fréquente chez l'homme que chez la femme, sans doute parce que les affections auditives s'observent plus souvent chez l'homme. La migraine aiguë ne se manifeste tout au plus que chez un dixième des malades, tandis que la migraine chronique a lieu avec plus ou moins d'intensité chez presque tous les individus affectés de maladies d'oreilles s'étendant aux membranes muqueuses des fosses nasales et de la gorge.

Quant aux causes qui favorisent les accès dans les migraines aiguës ou provoquent les exacerbations dans les migraines chroniques, ce sont les veilles prolongées, les travaux d'esprit longtemps soutenus, les émotions morales, les chagrins, le séjour dans un endroit chaud, les variations de température, surtout l'orage, le moment des règles chez la femme, les fatigues et les écarts de régime.

PRONOSTIC. — TERMINAISON.

Cette affection n'a rien de grave par elle-même, elle est seulement très-incommode tant par les maux de tête que par les éblouissements et les vertiges qui l'accompagnent; mais, comme elle est le symptôme d'une affection des membranes muqueuses, on doit croire à une maladie auditive d'autant plus rebelle que la migraine est plus intense, puisque alors les lésions de l'organe de l'ouïe s'étendent aux muqueuses environnantes.

Quant à sa terminaison, la migraine aiguë disparaît quelquefois seule au bout d'un temps plus ou moins long ;

mais pour la migraine chronique, il n'en est pas de même elle ne cesse presque jamais sans médication, et d'ordinaire elle persiste avec la même intensité pendant plusieurs années, et ne cède qu'à un traitement rationnel continué souvent pendant longtemps.

TRAITEMENT.

Dans les accès de migraine aiguë le traitement est presque nul ; on doit chercher à établir une légère dérivation au moyen de pédiluves sinapisés ; on peut donner une infusion de café ou de thé. Dans certains cas, la poudre de Paullinia à dose de 0 gr. 50 à 1 gramme calme la douleur ; mais presque toujours le moyen préférable est le repos.

Le traitement doit porter principalement sur la migraine chronique, car, en même temps qu'on la fait diminuer, on rend les accès de migraine aiguë moins fréquents et moins intenses ; de plus, en détruisant les altérations des membranes muqueuses, on rend l'affection auditive moins rebelle et par conséquent plus facile à guérir.

Dans la majorité des cas les fumigations aromatiques sont le remède préférable, surtout celles qu'on pratique avec les fleurs d'*arnica montana*, de mélisse, d'armoise.

Les fumigations qui se font par la bouche, tous les matins, doivent durer de 15 à 30 minutes.

Souvent au bout de 15 jours l'amélioration est sensible, le malade mouche plus souvent et plus facilement ; les maux de tête ont diminué, les vertiges et les éblouissements sont moins fréquents et moins intenses, et au bout de 2 à 3 mois le mal peut avoir disparu. La guérison s'obtient fréquemment au moyen de ces sortes de fumigations.

Dans le cas contraire, il est rare qu'il n'y ait pas d'amélioration.

En même temps, on fait gargariser la gorge avec de l'eau vinaigrée. Toutes les fois qu'il existe de la constipation, on tâche de ramener la liberté du ventre au moyen d'un régime délayant, de lavements fréquents. L'emploi de l'huile d'olive, à dose d'une cuillerée à bouche le matin à jeun, est souvent d'un grand secours. En même temps, on doit insister sur le traitement de l'affection auditive, et c'est en agissant de la sorte que bien souvent, après avoir obtenu la guérison des migraines, on arrive à la diminution et même à la guérison de la surdité.

J'ai cru devoir relater ici deux ou trois lettres des personnes que j'ai guéries de migraines compliquées de surdité.

1° Monsieur le docteur,

Désirant ardemment guérir les douleurs de tête que j'avais depuis longues années, je me suis procuré d'abord votre ouvrage; je l'ai lu avec attention, et je me suis convaincue que votre méthode pourrait adoucir mes souffrances. Je l'ai commencée avec l'huile acoustique, le 20 janvier; j'ai suivi exactement votre instruction : j'éprouve déjà une amélioration très-sensible, et je viens vous demander par écrit, puisque je ne puis me déplacer en ce moment, si je dois continuer. Je dois vous avouer, monsieur, que mon mari est médecin et ancien chirurgien-major de la grande armée, homme instruit et très-prudent. Il m'avait conduite lui-même chez plusieurs professeurs de l'École de médecine de Paris, parce que les moyens simples qu'il avait employés n'avaient produit aucun effet satisfaisant; j'ai, à vous dire vrai, suivi fort mal leur ordonnance, n'ayant pas grande foi à leurs remèdes, et mon mari s'opposant à tout ce qui pouvait altérer mon estomac, qui, du reste, est très-bon. J'avais retiré quelques bons effets des bains de siége, c'est-à-dire qu'ils me donnaient un peu de calme; mais l'huile acoustique a fait beaucoup plus: les douleurs sont maintenant moindres et les accès moins fréquents, car je n'ai eu depuis le 20 janvier que deux accès un peu forts, tandis qu'avant j'en avais jusqu'à trois par mois. Les douleurs étaient atroces, l'accès durait cinq à six heures, et le mal de tête ordinaire continuait pendant trente-six heures. Cet état était insupportable. J'avais aussi souvent des douleurs aux oreilles, tellement fortes qu'elles m'arrachaient des cris perçants. Elles n'existent plus. Une observation que je dois vous faire, c'est que je n'ai traité depuis le commencement que l'oreille gauche, qui était celle où siégeait la douleur : pensez-vous qu'il soit utile de continuer? Je désire connaître votre avis.

Recevez, monsieur le docteur, mes salutations.

Aline, femme Martin,

A Créci (Seine-et-Marne).

2° Monsieur,

Je reconnais maintenant l'efficacité de votre traitement que vous m'avez conseillé : je ne ressens plus de migraine; cependant j'ai encore besoin de vos conseils pour autre chose.

Femme Boquet.

Aux Baux, près d'Aubigny (Cher).

3° Monsieur le docteur,

Comment vous exprimer toute ma reconnaissance? Vous m'avez rendu l'ouïe, le sens le plus pércieux après la vue. J'étais sourde depuis huit ans; de plus, j'éprouvais dans la tête les douleurs les plus atroces et des bourdonnements continuels. Après avoir lu attentivement votre ouvrage, je me suis décidée à baigner mes oreilles avec de l'huile acoustique que vous prescrivez en pareil cas, et à suivre le traitement que vous m'avez ordonné : et je puis affirmer avec certitude avoir été guérie; cette cure est vraiment miraculeuse, et je voudrais pouvoir le dire à tous les malheureux affligés des mêmes maux. C'est dans de pareilles occasions que l'on peut regretter de ne pas occuper le premier rang, afin de reconnaître dignement un pareil bienfait.

Je ne puis, monsieur le docteur, dans mon humble fortune, que vous honorer vous bénir et vous aimer.

Recevez, etc.

Ve Chartier, née Bishop.

La Ferté-sous-Jouarre (Seine-et-Marne).

4° Monsieur le docteur,

Je dois vous rendre compte du résultat que j'ai déjà obtenu de votre traitement que vous m'avez ordonné : la douleur de tête est tout à fait dissipée, résultat que je n'avais jamais obtenu des divers traitements que j'avais essayés ; l'ouïe aussi s'améliore journellement. Le soulagement que j'ai obtenu me donne l'espoir d'une parfaite guérison ; enfin je suis trop satisfait pour les passer sous silence. Vous vous rappelez sans doute cet officier de carabiniers qui a eu le bonheur de se présenter à votre consultation.

J'ai l'honneur, etc.

Pouschet,
Lieutenant au 1er régiment de carabiniers,
en garnison à Versailles.

Observation. Il m'aurait été facile de reproduire un plus grand nombre de documents ; mais ayant d'autres matières aussi intéressantes à soumettre au lecteur, je termine ici ce qui a rapport à la migraine proprement dite.

DE LA

SURDITÉ ACCIDENTELLE.

La surdité est la perte totale ou partielle de l'ouïe. Lorsqu'elle est complète, elle est nommée cophose (κωφόω, je rends sourd). Quand elle incomplète, elle s'appelle dysécie (δὺς, difficilement ; ἀκούω, j'entends). Si on veut rechercher les causes de cette altération de l'ouïe, on trouve qu'elle provient de lésions tantôt de l'appareil auditif externe, de la caisse du tympan, de la trompe d'Eustache, des nerfs de l'oreille, tantôt enfin des régions pharyngienne et nasale. D'autres circonstances peuvent aussi donner lieu à la surdité : telles que les fractures du crâne, les affections du cerveau, les polypes du nez, certaines maladies générales, telles que la rougeole, la scarlatine, la variole et la fièvre typhoïde. Il en est de même de l'usage de certains médicaments tels que le sulfate de quinine à haute dose, le datura-stramonium, la jusquiame, etc.

Surdité par lésions de l'appareil auditif externe. — Il n'est presque aucune affection de l'oreille externe qui ne s'accompagne de surdité, car si on en excepte les érysipèles bornés à l'auricule, les kystes et l'eczéma de cette éminence, on trouve toujours dans les maladies de l'oreille externe une diminution plus ou moins manifeste de l'ouïe : aussi l'eczéma du conduit auditif, l'érysipèle, l'inflammation aiguë ou otite externe, l'otorrhée, l'engouement cérumineux, les corps étrangers, les insectes, les polypes l'inflammation de la membrane du tympan, ont constamment pour résultat une diminution dans la portée de l'ouïe. Mais la maladie la plus fréquente de cette partie de l'oreille qui donne lieu à la surdité, c'est l'inflammation chronique des glandes cérumineuses, soit primitive, soit consécutive à une autre lésion. La durée et le pronostic de ces sortes de surdités sont très-variables, mais presque toujours la guérison s'obtient plus facilement que si la maladie réside dans les autres parties de l'organe auditif. Dans les inflammations aiguës, la surdité est quelquefois de peu de durée et facile à guérir, parce que la cause morbide ayant disparu sans laisser de lésion, l'organe revient à l'état normal en même temps que les symptômes disparaissent.

Il ne faut pas cependant croire qu'il en soit toujours ainsi. Bien souvent, en effet, une légère inflammation, érysipélateuse, eczémateuse ou phlegmoneuse du conduit auditif externe, est l'origine d'une surdité qui non-seulement persistera, mais encore croîtra peu à peu, jusqu'à ce qu'un traitement approprié enraye la maladie ou la fasse disparaître. Il en est de même des engouements cérumineux, des corps étrangers, des insectes et des polypes. Leur extraction, quoique suivie constamment d'un soulagement momentané, n'est pas souvent la fin de la surdité : dans beaucoup de cas, il reste une altération qui très-souvent s'étend dans le reste de l'organe et rend la guérison plus lente et moins facile. On peut dire cependant qu'il est rare de trouver une surdité due à une lésion du conduit qui soit incurable, très-souvent on obtient une guérison complète; et dans la plupart des cas une amélioration notable. Mais quant au temps que demande cette guérison, il varie suivant les cas; au bout de trois semaines, le malade est quelquefois guéri, dans d'autres circonstances, il faut plusieurs mois ou même une ou deux années pour arriver à ce résultat.

L'élargissement, qu'on observe fréquemment dans le conduit auditif chez le vieillard, est souvent suivi de surdité. Il est rare qu'on la guérisse complétement. Le rétrécissement du conduit auditif est bien une cause de surdité par la diminution de calibre, par une plus grande roideur des parois, d'où provient par conséquent une certaine difficulté pour le passage des sons, mais ce rétrécissement tenant à une lésion de l'appareil auditif, c'est principalement cette lésion qui est la cause de la surdité.

Quant à l'oblitération, soit congéniale, soit accidentelle du conduit auditif, elle est toujours accompagnée d'une diminution de l'ouïe.

Surdités par lésions de la caisse du tympan et de ses dépendances.—Toutes les affections de cette partie de l'oreille donnent lieu à une surdité plus ou moins considérable; ainsi l'otite aiguë interne, l'engouement de la caisse du tambour ou l'inflammation chronique de la membrane muqueuse qui en tapisse les parois donnent toujours lieu à la surdité. Celle-ci peut encore être causée par une accumulation de sang dans la cavité du tympan, ce dont on peut être presque certain quand la surdité est venue subitement à la suite d'une chute, et surtout quand le sang vient sortir par l'oreille au moyen d'une déchirure qui s'est produite dans la membrane du tympan.

La perte des osselets s'accompagne toujours de surdité, soit par elle-même, soit par les autres lésions concomitantes (carie du rocher, du limaçon, de l'apophyse mastoïde) : Quant à la membrane du tympan, son inflammation, son épaississement, s'accompagnent d'un changement dans l'ouïe. Il en est de même de la perforation de cette membrane, non pas peut-être par elle-même, mais par l'inflammation qui survient dans la chaîne des osselets et la membrane muqueuse de la caisse du tympan.

L'audition ne s'exécutant que par l'entrée libre de l'air dans la caisse tympanique à travers la trompe d'Eustache, toutes les lésions, qui auront pour conséquence une diminution dans le calibre de cette trompe d'Eustache, donneront donc lieu à la surdité. L'oblitération de ce conduit, l'obstruction de son orifice pharyngien par des mucosités ou un polype, l'inflammation chronique de sa membrane muqueuse, ou bien un gonflement des amygdales ont pour conséquence une diminution de l'ouïe.

Ces surdités sont toujours longues et difficiles à guérir complétement, parceque dansla majorité des cas il y a une inflammation chronique de la membrane muqueuse, de la caisse et dela trompe, inflammation qui s'étend dans les régions gutturale et nasale. Loin de négliger ces parties comme on le fait souvent, pour ne s'attacher qu'à la trompe d'Eustache ou au conduit auditif externe, il faut, pour obtenir la guérison, insister sur le traitement des membranes muqueuses dont je viens de parler, et c'est ainsi que souvent on fait disparaître des surdités jusqu'alors réputées incurables.

Surdité par lésions de l'oreille interne. — Il est probable que certaines surdités tiennent à une lésion du vestibule, du limaçon ou des canaux demi-circulaires, ainsi qu'à une altération des expansions nerveuses que ces parties contiennent. Chez les vieillards, la diminution de l'influx nerveux amène souvent de la surdité. La compression, que certaines tumeurs ou des épanchements sanguins exercent sur le nerf de la septième paire, suffit pour amener une paralysie de ce nerf et par suite une abolition de l'ouïe; mais dans tous les cas, il est très-difficile de diagnostiquer ces affections à cause de la situation profonde de ces parties de l'organe. On a parlé d'une épaisseur trop grande de l'eau de Cotugno, d'un épanchement lymphatique dans le névrilème du nerf auditif; Itard a admis que l'eau du labyrinthe peut tarir. Saissy a beaucoup insisté sur des maladies de l'oreille interne, d'autres auteurs croient à des surdités nerveuses très-fréquentes; mais presque tout ce qu'on a dit sur les surdités par lésions de l'oreille interne est hypothétique. Quant à moi, je crois que ces affections sont rares, difficiles à diagnostiquer et presque toujours incurables. Je ne nomme surdité nerveuse que celle dans laquelle je trouve l'oreille externe dans son état normal, le cérumen jaune et de bonne nature, la trompe d'Eustache et la caisse du tympan exemptes de toute altération, et les régions pharyngienne et nasale complétement saines. L'organe auditif n'offrant alors aucun autre symptôme morbide que la surdité, sans lésion apparente, on peut admettre alors qu'il y a une affection nerveuse. Ces cas, du reste, sont rares et presque toujours impossibles à guérir.

La surdité survient très-souvent après les maladies des régions nasale et pharyngienne. Les angines de toute espèce, surtout celles qui sont diphthériques et syphilitiques donnent lieu, outre la surdité passagère qui se manifeste pendant la période inflammatoire, à une diminution persistante de l'ouïe, qui tient à une inflammation chronique de la membrane muqueuse de la région pharyngienne, inflammation qui s'étend alors à la trompe d'Eustache et à la caisse du tympan. Les polypes nasaux, lorsqu'ils tombent dans le pharynx, peuvent venir boucher l'orifice de la trompe d'Eustache et donner lieu à la surdité.

Quant aux surdités passagères qui surviennent pendant le cours de certaines maladies graves, pendant le travail de la dentition ou de la grossesse ou bien à l'âge de la puberté, elles doivent être rapportées à une pléthore locale.

Certaines affections cutanées, telles que la rougeole, la scarlatine, la variole, donnent lieu à une diminution de l'ouïe; celle-ci s'explique par l'inflammation, soit de la peau du conduit auditif externe, soit de la membrane muqueuse de la région pharyngienne, nasale, et de l'oreille moyenne, sur lesquelles les taches, variant suivant la maladie, sont parfaitement visibles. Quant aux fièvres typhoïdes, elles sont souvent l'origine de la surdité, par l'effet des ulcérations qui se forment dans les différentes parties de l'oreille, aussi le plus souvent sont-elles suivies d'otorrhée avec ou sans perforation de la membrane du tympan.

L'usage de certains médicamens, surtout du sulfate de quinine à haute dose, de la jusquiame et du datura-stramonium peut être cause d'une surdité très-manifeste qui, dans certains cas, n'est que passagère, mais d'autres fois persiste. Il est assez difficile d'expliquer la nature de cette diminution de l'ouïe.

Des différents bruits d'oreilles.

Ces bruits ont été nommés bourdonnements, bruissements, tintements, soufflements; ils se produisent dans des circonstances bien différentes les unes des autres et proviennent de causes diverses. Tantôt sous l'influence d'un état général ou local de pléthore, ils cessent dès que la circulation reprend son cours habituel; c'est ainsi que dans un grand nombre d'affections générales, ou note des bruits d'oreilles, c'est ainsi que dans les angines, les coryzas, la strangulation, l'asphyxie, l'entrée subite de l'eau dans les conduits auditifs, on voit se manifester de véritables tintements. D'autres fois, ceux-ci se montrent dans des affections diverses du tube digestif, principalement dans la diathèse vermineuse.

Le plus souvent, les bruits d'oreilles reconnaissent pour cause une lésion de l'organe de l'ouïe, soit que cette lésion existe dans le conduit auditif externe, soit qu'elle se montre dans la trompe d'Eustache ou la caisse du tambour.

Presque toutes les affections du conduit auditif donnent lieu au bourdonnement. Aussi les rencontre-t-on dans les otites aiguës externes, les érysipèles, les eczémas, les engouements cérumineux et les polypes. Mais la lésion qui s'accompagne le plus fréquemment de bourdonnement, c'est l'inflammation chronique des glandes cérumineuses, qui a pour résultat la disparition du cérumen. Si on réfléchit aux usages de cette sécrétion, on verra qu'elle a pour but principal de lubréfier la membrane du tympan, de la rendre souple et facile à vibrer pour amplifier les sons. On comprend alors que la disparition du cérumen amène un déréglement dans les mouvements qu'exécute la membrane du tympan : celle-ci devient plus sèche, plus roide et éprouve des contractions spasmodiques qui constituent le *bourdonnement*. Celui-ci ressemble souvent au bruit d'une grosse mouche qui vole, d'autrefois à celui qu'on entend en approchant l'oreille d'un coquillage, ou bien au son de la vapeur qui sort d'une chaudière. Le bourdonnement peut être intermittent, surtout si la lésion des glandes cérumineuses est peu manifeste et si le cérumen existe encore en certaine quantité; mais quand le conduit auditif en est complétement dépourvu, le bourdonnement est continu, et devient plus intense après la marche forcée, les travaux d'esprit, les émotions, les chagrins, les demi-changements de température, le moment des règles, etc. Il est accompagné quelquefois de craquements qui ne sont autre chose qu'une contraction brusque de la membrane du tympan. Souvent le bourdonnement est le précurseur de la surdité ; dans tous les cas, il persiste tant qu'elle dure, cependant il arrive qu'il diminue ou même disparaît parce que le névrilème auditif s'est émoussé, mais il n'est pas alors un signe de guérison parce que, la lésion n'étant pas détruite, la surdité persiste.

Le bruissement diffère peu du bourdonnement ; cependant aucun auteur ne l'a encore expliqué. Voici comment il s'opère : lorsque des corps étrangers (irréguliers) se trouvent introduits dans l'oreille, tels que boules de papier, fragments de pierre, même du cérumen desséché et adhérant aux parois du conduit, ces corps laissent un intervalle libre au passage de l'air d'où résulte le bruissement, qui disparaît si on enlève le corps qui le produit.

Quant aux bruits causés par une lésion de la trompe d'Eustache ou de la caisse du tambour, ils ont pour origine une diminution de calibre de ces conduits, et cette diminution vient quelquefois de la présence de mucosités, mais est due le plus souvent à une inflammation, soit aiguë (otite aiguë interne), soit chronique, de la membrane muqueuse qui tapisse la caisse et la trompe d'Eustache. L'air ayant alors plus de difficulté à circuler dans l'oreille moyenne, son passage détermine un bruit qui ressemble à un sifflement, quand le rétrécissement est considérable; mais le plus souvent, c'est à un véritable soufflement que cette lésion de la trompe d'Eustache donne lieu. Ce soufflement ressemble, soit au bruit de larges gouttes d'eau qui tombent sur les feuilles, soit à une chute d'eau. Il est continu et très-sujet aux exacerbations, surtout, s'il se manifeste une angine ou un coryza.

Outre ces bruits, les malades en perçoivent quelquefois de très-bizarres, tels que le son des cloches, des modulations d'instruments, etc.

Itard avait divisé les bruits d'oreilles en tintements faux et vrais. Suivant lui, les tintements faux, c'est-à-dire ceux qui n'ont aucune cause réelle, sont idiopathiques ou symptomatiques. Les premiers surviennent dans les cas où un bruit très-fort a ébranlé violemment le nerf acoustique ; les seconds sont liés à une affection nerveuse, aussi les observe-t-on chez les hystériques et les hypocondriaques. Les tintements vrais reconnaissent pour cause, suivant le même auteur, l'état pléthorique, la dilatation des vaisseaux, ou l'existence d'un obstacle qui s'oppose à la libre circulation de l'air dans les différentes parties de l'oreille, mais n'en empêche pas complétement l'entrée.

Examen de l'oreille dans les cas de surdité.

La surdité provenant presque toujours d'une lésion des conduits auditifs externes ou des trompes d'Eustache, il est naturel et indispensable de savoir dans quel état se trouvent ces deux parties constituantes de l'organe de l'ouïe. Étudions donc de quelle manière doit se faire cet examen.

Examen du conduit auditif externe.—La courbure que décrit le conduit auditif ne rend le fond de ce canal et la membrane du tympan bien distincts que si on tire le pavillon en haut et en dehors, en même temps qu'on écarte le tragus en avant, après avoir eu soin d'incliner la tête sur le côté opposé : Le malade est assis ou debout, la bouche ouverte afin d'éviter la pression de l'articulation de la mâchoire inférieure sur le conduit et dans une position telle que les rayons solaires éclairent facilement les parois du canal et la membrane du tympan. Cet examen superficiel suffit quand ceux-ci sont sains ou bien quand un gonflement inflammatoire empêche l'entrée d'un instrument et la dilatation de l'organe, mais en général il vaut beaucoup mieux se servir d'un *spéculum auris*, sorte de pince à deux branches terminées par une sorte d'entonnoir allongé. Cet instrument, destiné à dilater les parois du conduit auditif, fut inventé en 1646 par Fabrice de Hilden et depuis cette époque il a subi peu de changements; en Angleterre, on se sert d'un spéculum à trois branches. Quant au spéculum dont je me sers, il est à deux branches, long de onze centimètres, terminé par un petit entonnoir de trois centimètres. L'instrument offre vers le milieu de ses deux branches une crémaillère à deux vis, afin de maintenir l'instrument ouvert au degré que je juge convenable.

Pour concentrer les rayons solaires et mieux éclairer la membrane du tympan, je me sers de l'instrument employé pour examiner le fond de l'œil et qu'on nomme ophthalmoscope. — C'est un miroir concave, mobile sur ses axes vertical et horizontal : il est percé à son centre d'un trou qui permet à l'observateur de regarder par le milieu même du miroir. Celui-ci réfléchit les rayons solaires et les concentre dans le conduit, de sorte que l'exploration devient facile et parfaitement nette. A défaut de rayons solaires, je me sers d'une lampe ; mais alors la lumière est moins vive.

Tous les auteurs se sont du reste appliqués à remplacer

la lumière du soleil par une lumière artificielle. Cléland avait autrefois recommandé un verre convexe, derrière lequel il plaçait une bougie allumée. Bozzini s'arrêta à la bougie derrière laquelle il plaçait un miroir concave. Deleau se servait de deux miroirs concaves entre lesquels il plaçait une bougie allumée. Il en fut de même de Buchanan, qui, au moyen d'un miroir concave, envoyait les rayons lumineux d'une bougie se réfléchir à travers deux verres doubles convexes. Le docteur Kramer inventa un appareil composé d'une lampe d'Argand, renfermée dans une caisse en fer-blanc, noircie à l'intérieur pour éviter toute réflection de lumière. Dans la paroi intérieure et postérieure de la caisse, se trouve un miroir concave, poli, placé à une distance convenable de la lampe et derrière elle. En avant est un tuyau en fer-blanc noirci, long de 14 pouces. A ses deux extrémités sont des verres doubles convexes. De cette façon les rayons de la lampe, après s'être réfléchis sur le miroir, traversent les deux verres convexes et vont se réunir en un point lumineux très-vif qui éclaire le conduit. Mais, à mon point de vue, il est beaucoup plus commode de se servir d'un ophthalmoscope, parce qu'on regarde par le centre même du miroir, sans être gêné par un instrument qui a de la peine à bien fonctionner. En effet, si on veut examiner le fond du conduit, il faut nécessairement se placer au-devant de l'oreille, et de cette façon les rayons lumineux arrivent difficilement, puisque la tête occupe toujours un espace qui s'oppose au passage des rayons.

Quant à l'examen du conduit auditif au moyen de la sonde, comme le pratiquaient Curtis, Itard et Wrigth, il est trop incertain et sans valeur réelle.

Examen de la trompe d'Eustache. — Comme je l'ai déjà dit, on avait négligé complétement l'oreille moyenne jusqu'en 1724 : à cette époque, Guyot proposa le cathétérisme de la trompe d'Eustache qui, pratiqué d'abord par la bouche, puis par le nez s'est perpétué jusqu'à nos jours. Certains médecins emploient à cet effet des sondes flexibles en gomme élastique garnies d'un mandrin, d'autres préfèrent les sondes inflexibles en argent, variant, en calibre, depuis une plume de corbeau jusqu'à celui d'une plume d'oie. Elles ont une longueur de six pouces, droites jusqu'à cinq lignes de leur extrémité arrondie, puis alors courbées sous un angle de 144 degrés. A leur extrémité elles sont pourvues d'un pavillon servant à insérer le tuyau d'une seringue à injections. Au pavillon est soudé un anneau situé dans le même plan que le bec du cathéter et qui fait juger de la direction que prend la courbure de l'instrument introduit dans le nez.

Pour pratiquer le cathétérisme de la trompe d'Eustache, on fait asseoir le malade sur une chaise, en se servant ou non du *Frontal d'Itard* (instrument qui, attaché sur le front, sert à maintenir le cathéter dans la position qu'on lui a donnée)[1]. Le médecin, placé devant le patient, saisit la sonde avec le pouce, l'index et le médius de la main droite; la concavité de l'instrument étant tournée en bas, il introduit le bec dans le méat nasal inférieur et le glisse avec rapidité et prudence jusque dans le pharynx. Ce premier temps doit être accompli d'une main légère et sûre pour épargner de la douleur et vaincre la déviation latérale de la cloison du nez et la structure irrégulière de ses cartilages. Quand l'instrument a touché la paroi postérieure du pharynx, l'anneau et le bec étant toujours dirigés en bas, on en élève l'extrémité qu'on tient dans la main, en même temps qu'on tire doucement à soi,

[1] J'emprunte à M. Kramer la description du cathéterisme de la trompe d'Eustache qu'il a détaillé avec beaucoup d'exactitude.

alors le bec s'abaisse, glisse sur le bourrelet postérieur de l'embouchure de la trompe d'Eustache et touche la surface postérieure du voile du palais qui s'élève et pousse même avec une certaine force le cathéter dans cette embouchure, pendant qu'on lui fait décrire en dehors et en haut un quart de cercle autour de son axe. Alors le bourrelet cartilagineux antérieur de la trompe l'arrête quand on le tire légèrement à soi ; cet obstacle, ainsi que la commodité que la position de l'instrument offre au malade, sont les meilleurs signes pour une main exercée que le cathéter est dans sa véritable position. L'anneau est alors légèrement tourné en haut, suivant la direction que la trompe d'Eustache prend en montant vers l'oreille.

Le cathétérisme une fois pratiqué, Douglas, Wathen, Saissy et Itard s'en servaient pour injecter de l'eau tiède dans la trompe d'Eustache et dans la caisse du tambour. Deleau remplaça l'eau par de l'air qu'il y poussait au moyen d'une pompe. D'autres ont injecté des vapeurs d'éther ou d'autres substances médicamenteuses. Kramer a ajouté une corde à boyau qu'il pousse dans la trompe d'Eustache et qu'il laisse à demeure.

Le cathétérisme a donc été préconisé : 1° pour chercher à connaître l'état dans lequel se trouvent la trompe d'Eustache et la caisse du tambour ; dans ce cas, c'est donc uniquement un moyen de diagnostic ; 2° pour chercher à débarrasser ces parties des mucosités qu'elles contiennent, ou pour dilater le calibre de la trompe quand elle est rétrécie ; 3° pour faire pénétrer dans la trompe et la caisse des colonnes d'air, des substances médicamenteuses ou bien des cordes à boyau.

Le cathétérisme n'est pas une opération très-douloureuse ; mais cependant, outre l'appréhension qu'elle cause, elle donne lieu chez les sujets nerveux ou irritables à des sortes de crampes, à un état d'agacement général dû au frottement de la sonde contre la membrane muqueuse. Souvent les malades, surtout les femmes et les enfants, supportent difficilement l'attouchement du cathéter, et rendent du sang en abondance par le nez et la bouche. Il survient aussi des coryzas fréquents (rhumes de cerveau). En notre particulier, nous voyons rarement la nécessité de pratiqu erle cathétérisme de la trompe d'Eustache, par la raison que cette opération n'est applicable que dans les cas où la lésion réside uniquement dans la caisse ou la trompe. Malheureusement ces cas sont fort rares et presque toujours la maladie s'étend dans les fosses nasales, dans la région gutturale ou bien dans les deux à la fois. Le cathétérisme alors, n'agissant que sur une portion du mal, n'aura pas de succès, parce que la plus grande partie de la membrane muqueuse malade ne sera soumise à aucun traitement. Il faut donc, pour arriver à un résultat heureux employer un moyen qui agisse à la fois sur toute les parties malades; ce moyen consiste, à notre point de vue, dans les fumigations aromatiques dirigées dans la bouche et le nez. Ces fumigations doivent se faire au moyen d'un petit appareil composé : 1° d'une cafetière en fer-blanc d'une contenance d'un litre, et au couvercle de laquelle sera adapté un tuyau long d'environ 20 centimètres, plus étroit à son extrémité qu'à son origine, afin de donner un long jet de vapeur; 2° d'un trépied muni d'une lampe à esprit-de-vin pour entretenir l'ébullition du liquide dans la cafetière. Le malade se placera à une distance de 15 à 20 centimètres de l'extrémité du tuyau et attirera la vapeur dans la bouche en aspirant légèrement. Puis, quand il sentira le nez et la bouche pleins de vapeur, il fermera le nez avec les doigts, rapprochera les lèvres et fera un effort brusque de respiration. De cette façon, non-seulement la colonne d'air venant des poumons pénétrera, par les trompes d'Eustache, jusque dans les caisses du tambour, mais en même temps que l'air, la vapeur d'eau, chargée du principe médicamenteux, viendra agir sur toutes les parties de membrane muqueuse affectées d'inflammation chronique. Outre que cette vapeur agira sur le pharynx, les amygdales et le voile du palais, elle pénétrera dans toutes les sinuosités des fosses nasales, dans les sinus frontaux, partout enfin où se trouvent des replis de membrane muqueuse. De cette façon, l'action du médicament portera sur l'ensemble des parties affectées, aucun point n'échappera à son influence et on guérira le malade dans bien des cas où le cathétérisme aura été pratiqué sans résultat. Nous nous sommes toujours trouvés très-bien de ces fumigations que le patient pratique chaque jour lui-même, facilement et sans aucune douleur. Il est rare que leur emploi ne soit suivi d'une amélioration notable et bien souvent d'une guérison complète.

CLASSIFICATION DES MALADIES DE L'OREILLE.

L'ordre que nous adopterons dans cet ouvrage sera celui qui est basé sur l'anatomie de l'organe de l'ouïe : aussi traiterons-nous d'abord les affections de l'oreille externe ; nous examinerons ensuite celles de l'oreille moyenne, puis enfin celles qui viennent par lésions de l'oreille interne. Nous dirons ensuite quelques mots des surdités qui viennent après l'usage du sulfate de quinine, de certaines substances médicamenteuses, ou bien qui surviennent par diverses autres causes.

Maladies de l'oreille externe.

Nous réunissons les trois parties constituantes de l'oreille externe, l'auricule, le conduit auditif externe et la membrane du tympan, sans traiter à part les affections de chacune d'elles, parce que, dans la majorité des cas, l'oreille externe en entier participe plus ou moins à la maladie. Nous diviserons donc les maladies de l'oreille externe en aiguës et chroniques. Les affections aiguës sont l'érysipèle de l'auricule et du conduit auditif externe, le furoncle de ces deux parties, les kystes du pavillon auriculaire, l'otite aiguë externe, les plaies de l'auricule, l'eczéma du pavillon et du conduit auditif.

Les affections chroniques de l'oreille externe sont le squirre du pavillon, l'otite externe chronique, l'engouement cérumineux, ainsi que les corps étrangers, les vers et insectes, les polypes, l'otorrhée avec la perforation de la membrane du tympan, l'épaississement de cette membrane ou son relâchement. On doit aussi traiter de l'élargissement ou du rétrécissement du conduit auditif externe, non que ces deux symptômes morbides soient des maladies véritables, mais parce qu'ils se produisent sous l'influence de maladies diverses.

DES MALADIES AIGUES DE L'OREILLE EXTERNE.

Érysipèle de l'auricule et du conduit auditif externe.

De même que les autres parties du corps, l'oreille peut être affectée d'érysipèle, tantôt provenant de l'extension de la maladie qui occupait la face ou le cuir chevelu, tantôt se montrant uniquement sur le pavillon ou dans le conduit auriculaire. On ne note presque jamais de prodromes. L'auricule devient tendu, douloureux, chaud, dur et sensible à la pression, il rougit et se tuméfie comme dans le premier degré de la brûlure. Le méat auriculaire est rétréci par suite du boursouflement des parois du conduit auditif externe, dont le calibre est diminué. La partie affectée se couvre bientôt de petites phlyctènes confluentes ou isolées, remplies d'un liquide roussâtre, séreux ; ces phlyctènes se déchirent facilement et le liquide en se desséchant forme de petites squammes qui adhèrent à la peau. Les ganglions sous-maxillaires et cervicaux sont presque toujours engorgés et douloureux. Il y a des bourdonnements presque permanents, en général, imitant le bruit d'une grosse mouche qui vole. La surdité est manifeste : on ne peut explorer le conduit auditif pendant la période inflammatoire de la maladie à cause du rétrécissement du conduit auditif et de la douleur que provoque la moindre pression contre ses parois.

On note toujours quelques troubles généraux : céphalalgie, fièvre, maux de tête, courbature, agitation, fièvre, quelquefois nausées et vomissements, langue blanche, perte d'appétit, quelquefois phlegmasie de la muqueuse gastro-intestinale, et même, dans certains cas, symptômes d'hépatite. Puis au bout de quelques jours, du sixième au huitième, en général, les symptômes diminuent, la rougeur, la tuméfaction, la cuisson et la tension deviennent moindres. Les phlyctènes desséchées disparaissent et les écailles se détachent par lamelles blanches ou jaunes et il y a véritable exfoliation de l'épiderme. La fièvre tombe. La surdité et les bourdonnements diminuent. Le méat auditif s'élargit et il est alors possible d'examiner le conduit auriculaire. On remarque alors que ses parois sont tuméfiées, rougeâtres, remplies de pellicules blanchâtres qui se détachent. La tuméfaction persiste toujours pendant un mois ou six semaines, moindre, il est vrai, que pendant la période inflammatoire, mais cependant très-manifeste. Dans certains cas on note un suintement de liquide roussâtre qui succède à l'érysipèle. Souvent le cérumen qu'on rencontre contre les parois est plus compacte, plus foncé, ou bien roussâtre, quelquefois gris, ce qui dénote une véritable altération des glandes cérumineuses. Mais le plus souvent le conduit auditif est très-sec et sans aucune apparence de sécrétion cérumineuse. Dans ces cas, l'érysipèle est toujours suivi de bourdonnements et d'une surdité qui ne cède qu'à un traitement rationnel bien indiqué et bien suivi.

Quant à la membrane du tympan, elle présente quelquefois des injections partielles, rougeâtres, ou bien elle est sèche et plus blanchâtre; dans d'autres cas, elle reste transparente et brillante.

Comme causes, l'érysipèle reconnaît presque toujours l'insolation, la piqûre d'insectes, les blessures de l'oreille, l'application de liquides irritants. Dans d'autres circonstances, la cause en est inconnue.

Le pronostic de l'érysipèle est peu grave en général par lui-même; mais dans certains cas, outre que l'affection a de la tendance à récidiver, elle peut être le point de départ d'une affection chronique de l'organe de l'ouïe, par suite de l'action que l'érysipèle aura sur les glandes cérumineuses.

TRAITEMENT.

Si l'enflure est considérable et les douleurs violentes, le repos au lit, la diète et une saignée générale, subordonnée aux forces et au tempérament du malade, produisent un bon effet. On place sur l'oreille des compresses imbibées d'une décoction de têtes de pavot ou de graine de lin. On peut aussi recouvrir le pavillon de ouate imbibée d'huile d'olive. Certains médecins emploient le collodion dans l'espoir de faire avorter la maladie, mais il est rare qu'on arrive à ce résultat, et il faut presque toujours laisser l'affection suivre son cours. Quand les symptômes inflammatoires ont disparu et que la tuméfaction a diminué, on se trouvera bien d'injections faites avec une infusion, soit de fleurs de sureau, de mauve, de guimauve ou de graine de lin. Si enfin, plus tard, la surdité et les bourdonnements persistent, si l'examen de l'oreille démontre une lésion des glandes cérumineuses, caractérisée surtout par une grande sécheresse du conduit auditif, on emploiera avec succès l'huile acoustique suivant ma formule et les autres moyens qui sont indiqués à l'article *Phlegmasie chronique* (Otite externe chronique).

Furoncle du pavillon et du conduit auditif externe.

Le pavillon et le conduit auriculaire deviennent quelquefois le siége de furoncles (clous). Ceux-ci en se développant acquièrent une couleur rouge, accompagnée de douleurs lancinantes, avec chaleur ardente ; la grosseur varie de celle d'un pois à une noisette ; dans ce dernier cas, la tension qu'elles occasionnent aux téguments de l'auricule fait éprouver des élancements et une roideur manifeste ; il y a quelquefois fièvre et de grands maux de tête. Lorsque cette tumeur est voisine de l'orifice auditif, elle le bouche en partie ou en totalité : alors il y a surdité sans bourdonnements, parce qu'il n'y a seulement qu'empêchement de l'introduction des sons dans l'orifice auditif.

Ordinairement le furoncle du pavillon auriculaire suit les mêmes péripéties que celui qui se fixe sur les autres parties du corps et se termine naturellement par la suppuration, rarement par résolution. Au bout de six à sept jours, le centre de la tumeur s'est graduellement élevé en pointe et a blanchi, il s'ouvre spontanément et laisse échapper un pus blanchâtre et concret dont la sortie peut être facilitée par la pression avec les doigts. La rougeur aréolaire et la douleur diminuent promptement dès que la petite mèche ou bourbillon qui occupe le centre de la pustule est sortie ou a été retirée, et la guérison arrive rapidement.

Les furoncles du conduit auditif suivent la même marche; cependant, ils sont toujours plus petits et leur base moins enflammée; ils causent souvent des bourdonnements et de la surdité quand ils bouchent le conduit; ils donnent lieu à une grande sensibilité de l'oreille, mais se terminent promptement et avec leur disparition cessent tous les symptômes de bourdonnement et de surdité.

Les furoncles de l'oreille ne réclament souvent aucun traitement. S'ils sont très-enflammés et très-douloureux, on y applique des cataplasmes émollients et on peut hâter la suppuration au moyen d'un petit emplâtre d'onguent de la mère.

Kystes de l'auricule.

Ils ne sont pas fréquents; cependant on les remarque quelquefois à la face postérieure du pavillon de l'oreille et surtout du lobule. Ils se présentent sous forme d'une petite tumeur de la grosseur d'un pois ou d'un petit haricot, sans changement de couleur à la peau, sans tuméfaction. Cette tumeur, plus ou moins mobile, est peu douloureuse à la pression : elle ressemble à un petit ganglion lymphatique engorgé. Puis de temps en temps, sans cause apparente, il se manifeste une véritable inflammation des parois du kyste ; on note alors de la rougeur, de la chaleur, de la tuméfaction ; la peau du pavillon est tendue, luisante ; celui-ci est plus ou moins porté en avant suivant le degré de développement que prend alors la tumeur. Au bout de quelques jours, il se forme une petite élévation en pointe qui blanchit et d'où sort une matière pultacée, blanche, concrète, mêlée à un peu de pus et de sang. Par l'ouverture suinte pendant quelques jours une sorte d'eau roussâtre ; puis les symptômes inflammatoires disparaissent, le kyste se referme et l'affection revient à l'état ordinaire. Il est rare que l'inflammation qui s'est manifestée fasse disparaître le kyste. Presque toujours ces inflammations se renouvellent à certains intervalles, sans ordre déterminé. J'ai vu un malade dont la face postérieure du lobule de chaque oreille offrait une semblable tumeur, et depuis son enfance le kyste s'enflammait deux fois par an. Cette affection a peu d'action sur l'organe de l'ouïe, et ce n'est que dans les périodes inflammatoires qu'on note quelques bourdonnements.

Le traitement est nul, excepté lorsqu'il y a de l'inflammation : on la combat alors par des compresses imbibées d'une décoction de graine de lin ou de racine de guimauve, ou bien des cataplasmes de farine de graine de lin, de fécule de pomme de terre, de mie de pain ou de bulbes de lis pilés, pour hâter la suppuration.

On pourrait obtenir la guérison radicale de ces sortes de kystes au moyen de l'excision ; mais la description de cette petite opération rentrant dans le cadre des traités de médecine opératoire, je n'en parlerai pas ici.

Otite aiguë externe.

On nomme ainsi l'inflammation qui atteint le conduit auditif externe. Quand l'affection est légère et comme érysipélateuse, le conduit est rouge, un peu tuméfié, chaud; on note quelques élancements, un sentiment de plénitude de l'oreille, de la céphalalgie, des bourdonnements et un peu de surdité, puis ces symptômes disparaissent au bout de quelques jours, et, après une desquammation de l'épiderme, l'oreille revient à l'état normal.

Quand l'affection est plus marquée, le conduit auditif est le siége d'une chaleur brûlante, son calibre est considérablement diminué par le gonflement, il survient des vésicules et des pustules qui blanchissent et laissent écouler un liquide séreux ou mucoso-purulent; les élancements sont accompagnés de battements; les douleurs s'exaspèrent par les mouvements de la tête, la toux, le bâillement et surtout par la mastication. On note des bourdonnements intenses et de la surdité.

Dans certains cas, l'inflammation devient phlegmoneuse, les douleurs sont alors tellement violentes que souvent elles arrachent des cris aux malades ; l'oreille est d'une sensibilité extrême et le siége d'une chaleur brûlante; les sons aigus, le moindre bruit irritent le malade ; la fièvre est forte, le délire survient, surtout quand l'affection se propage dans l'oreille moyenne, et les troubles généraux sont très-graves. Presque toujours, il survient au bout de quelques jours une diminution de tous les symptômes inflammatoires et cette amélioration coïncide avec l'écoulement d'une certaine quantité de pus par le conduit auditif.

Il est très-difficile de savoir dans quel état se trouve la

membrane du tympan pendant la période inflammatoire, à cause de la difficulté qu'il y a alors dans l'examen de l'oreille ; mais un peu plus tard, quand les symptômes ont diminué d'intensité, on voit qu'elle offre des points rougeâtres, irrégulièrement injectés, surtout près de l'insertion du manche du marteau. Suivant Kramer, la surface de la membrane est souvent parsemée de petites ouvertures grosses comme une pointe d'épingle. Quelquefois enfin il peut survenir une véritable perte de substance du tympan et il y a alors perforation de la membrane du tympan.

Suivant la remarque de M. Andral, l'écoulement qui s'effectue à l'intérieur du conduit auditif coïncide quelquefois avec l'établissement d'un suintement séreux derrière l'oreille. Dans un grand nombre de cas, à mesure que l'écoulement s'effectue, la douleur diminue et devient plus supportable ; le même auteur observe que des amas de pus, de véritables abcès, mais plus rarement qu'on ne l'a dit, se forment au-dessus du derme du conduit auditif, spécialement à son entrée, et que des abcès semblables se développent quelquefois, même dans l'épaisseur du pavillon auriculaire, entre la peau et le cartilage qu'elle recouvre ; il arrive aussi que cette suppuration attaque la portion cartilagineuse du conduit ; M. Andral l'a aussi remarqué ; toutefois ce désordre n'est guère amené que par un écoulement chronique (l'otorrhée).

L'otite aiguë attaque rarement les deux oreilles à la fois, mais presque toujours on trouve, dans le conduit non affecté, une sécrétion très-abondante de cérumen.

Comme durée, l'otite externe varie depuis un petit nombre de jours, jusqu'à trois ou quatre semaines. Cette époque passée, quand la maladie n'est pas terminée, les symptômes perdent leur acuité et l'affection passe à l'état chronique.

Les causes sont l'impression subite du froid, le refroidissement, la présence d'un corps étranger, d'un insecte, la suppression subite de la gourme chez l'enfant, certaines affections, telles que la rougeole, la scarlatine, la variole, la fièvre typhoïde, les changements subits de température, surtout chez les soldats. Dans bien des cas la cause est inconnue.

Quant au pronostic, il varie. Dans certains cas, les symptômes ayant disparu, l'oreille revient à l'état normal, les bourdonnements et la surdité s'effacent; d'autres fois l'engouement cérumineux ou bien une perforation de la membrane du tympan sont la suite de la maladie; chez certains malades, il reste un écoulement qui dure plus ou moins longtemps et s'accompagne d'une surdité permanente. Dans quelques cas, la maladie s'étendant à l'oreille moyenne et l'inflammation gagnant les membranes du cerveau, il peut en résulter des désordres et des accidents très-graves. Mais le plus souvent, l'otite aiguë donne lieu à un arrêt de sécrétion des glandes cérumineuses, l'oreille devient sèche, les parois du conduit auditif externe se couvrent de pellicules blanches, la membrane du tympan se sèche, devient opaque et il en résulte des contractions spasmodiques qui constituent des bourdonnements. Ces lésions donnent constamment lieu à une surdité prononcée.

Le pronostic variera donc d'après l'intensité des symptômes inflammatoires, d'après les lésions qui persisteront après la disparition de ces symptômes : tantôt il sera favorable, lorsque l'oreille reviendra à l'état normal; tantôt, au contraire, il sera plus ou moins grave, suivant que les lésions s'étendant à l'oreille moyenne pourront faire craindre pour la vie, ou bien que l'action de l'otite sur les glandes cérumineuses aura donné lieu à une surdité qui ne disparaît qu'après un traitement long et bien suivi. De plus l'otite aiguë récidive très-fréquemment.

TRAITEMENT.

Dans l'otite légère, quelques injections journalières avec des liquides émollients (mauve, racine de guimauve, pavot, etc.) seront d'une grande utilité. On donnera en même temps quelques bains de pieds, rendus un peu irritants au moyen de deux ou trois poignées de gros sel de cuisine ou d'un peu de farine de moutarde. On fera bien de garantir en même temps l'oreille du contact de l'air au moyen d'un morceau de ouate.

Quand l'inflammation est un peu plus vive, le même traitement convient; mais on y ajoute vers la fin de la maladie des injections résolutives avec une solution de sous-acétate de plomb (4 grammes pour 120 grammes d'eau.

Si l'inflammation est phlegmoneuse et les symptômes très-violents, on pourra placer 12 ou 15 sangsues derrière l'oreille ou pratiquer une saignée proportionnée au tempérament du malade. On insistera ensuite sur les révulsifs intestinaux, surtout sur les purgatifs drastiques et les injections résolutives après la disparition des accidents inflammatoires. S'il reste un écoulement qui passe à l'état chronique on fera subir au malade le traitement indiqué à l'article *Otorrhée*. S'il se forme un engouement cérumineux, on l'enlèvera. Si la maladie donne lieu à une sécheresse de l'oreille, on insistera sur la médication indiquée à l'article *Phlegmasie chronique*.

Des plaies de l'auricule.

L'auricule peut être enlevé en totalité ou en partie, et, comme les autres organes, il est sujet aux plaies par instruments piquants, tranchants ou contondants. Les chirurgiens militaires sont souvent à même d'observer ces sortes de plaies : elles sont presque toujours causées par un coup de sabre, de lance, ou un projectile lancé par la poudre. Dupuytren a cité un cas dans lequel l'auricule avait été enlevé par une morsure de cheval. Quelquefois elles se compliquent d'érysipèle ou de gangrène ; mais presque toujours leur marche est la même que celle des autres plaies simples.

Quant au traitement, il consiste à bien laver la plaie et à réunir les lambeaux au moyen de points de suture, ou de bandelettes agglutinatives, suivant l'espèce de plaie. Certains chirurgiens pensent qu'on peut obtenir la réunion de l'auricule entièrement séparé de la tête en replaçant bien exactement le lambeau. Sans contester les faits observés, on peut dire que cette réunion est rare.

Quant à l'influence que ces solutions de continuité exercent sur l'organe de l'ouïe, les opinions sont différentes; suivant Versing et Itard, l'auricule ne concourt pas à l'audition. Boyer est du même avis. Quant à moi, j'ai observé plusieurs cas dans lesquels cette ablation avait été suivie d'une diminution de l'ouïe, notamment chez un invalide qui avait eu le pavillon de l'oreille enlevé par un coup de sabre, et qui était devenu complétement sourd de ce côté.

Eczéma ou Dartres.

L'auricule et le conduit auditif deviennent souvent le siége d'eczéma. Son développement s'effectue avec les mêmes symptômes que celui des autres parties du corps. Il se borne tantôt à l'auricule, surtout à sa face postérieure ; d'autres fois, on ne le rencontre que dans le conduit auditif dont il occupe, soit toute la longueur, soit le fond ou bien seulement l'entrée ou méat. Dans certains cas, il est causé par l'extension à l'oreille d'un eczéma du cuir chevelu ou de la face. On ne rencontre guère que les deux formes d'eczémas simplex et rubrum.

Dans l'eczéma simplex du conduit auditif externe, on ne note pas de prodromes; le conduit devient le siége de démangeaisons fréquentes, pas de tuméfaction manifeste, pas de rougeur; mais des vésicules très-petites, brillantes, remplies de sérosité, se montrent dans le conduit. Bientôt elles se rompent, le liquide se dessèche très-rapidement et il ne reste que des petites squammes blanches qui s'exfolient. Cette espèce d'eczéma attaque fréquemment la conque et il persiste souvent pendant longtemps. Quelquefois il est un peu plus manifeste et le liquide avant de se dessécher humecte la partie affectée sur laquelle on note alors de très-légères excoriations.

L'eczéma rubrum est plus intense que le précédent: il détermine un prurit presque continuel et insupportable, des élancements au fond du conduit. Celui-ci est tuméfié, son calibre est rétréci et, par suite, l'examen de l'oreille, difficile et douloureux. Les parois du conduit sont rouges et sensibles au moindre attouchement. La sécrétion cérumineuse, quelquefois non altérée, est mêlée alors à un liquide séreux; d'autres fois, elle a diminué ou même disparu. La membrane du tympan, souvent intacte, offre quelquefois des points rougeâtres provenant de l'injection des vaisseaux. Les vésicules sont plus grosses que dans l'eczéma simplex; elles laissent suinter un liquide qui tombe et se dessèche sur le globule où il forme des écailles en partie adhérentes, en partie libres. La surface enflammée du conduit est souvent le siége d'excoriations qui saignent facilement.

Les éruptions et les desquammations se renouvellent successivement plusieurs fois de suite et la maladie passe à l'état chronique. C'est ce qui arrive dans la majorité des cas. L'eczéma détermine des bourdonnements plus ou moins intenses et une surdité plus ou moins forte. L'inflammation s'étend très-souvent dans l'oreille moyenne et dans les membranes muqueuses de la trompe d'Eustache, du pharynx, des fosses nasales et jusque dans les sinus frontaux. On observe alors des maux de tête fréquents, des migraines, des vertiges, des éblouissements et une diminution de l'odorat, de la sécrétion des fosses nasales, ainsi qu'une grande sécheresse de la gorge.

Les ganglions sous-maxillaires s'engorgent fréquemment, ainsi que ceux qui sont situés en arrière sur le cou.

Eczéma de l'auricule.— Il en occupe presque toujours la face interne, surtout l'endroit où ce cartilage s'attache au crâne. On le rencontre cependant assez fréquemment limité dans la conque ou bien en haut de la face externe chez les personnes qui ont l'habitude de serrer fortement la tête dans un bonnet, principalement chez les religieuses. Presque toujours à l'état chronique, l'eczéma de la région postérieure (interne) de l'auricule donne lieu à des gerçures plus ou moins profondes le long des saillies et de la ligne d'attache de la peau du pavillon au crâne. Ces gerçures laissent suinter un liquide roussâtre, qui rend humide toute la surface malade. L'épiderme est exfolié et forme des squammes plus ou moins larges, mêlées à des croûtes. A certaines époques, les squammes tombent, les gerçures se ferment, l'écoulement cesse, l'affection disparaît ne laissant à la place qu'une surface rouge, sensible ; puis au bout de quelque temps de nouvelles vésicules apparaissent et la maladie recommence. Chez certains individus, elle semble liée à une disposition eczémateuse générale ; on rencontre alors des plaques d'eczéma sur d'autres parties du corps, en même temps que dans les oreilles. Les enfants sont assez sujets à cette espèce d'eczéma de l'auricule, surtout ceux d'un tempérammment scrofuleux, ou bien ceux qui sont atteints de la gourme.

Diagnostic différentiel. — On ne confondra pas l'eczéma du conduit auditif avec l'otite aiguë externe. Dans l'une comme dans l'autre, on trouve, il est vrai, de la rougeur, de la chaleur, de la tuméfaction du conduit ; mais ces symptômes sont bien moindres dans l'eczéma que dans l'otite : les vésicules constantes dans l'eczéma, ainsi que les squammes, sont très-rares dans l'otite. Le liquide très-peu abondant, séreux, roussâtre dans la première des deux maladies, est plus abondant, mucoso-purulent ou purulent opaque et blanc dans la seconde. Sa présence qui ne détermine aucun soulagement dans l'eczéma est toujours accompagnée d'une diminution des symptômes inflammatoires dans l'otite. Ces symptômes généraux, nuls chez les individus atteints de dartres, sont toujours plus ou moins manifestes chez ceux qui ont une inflammation aiguë du conduit auditif. De plus, dans cette dernière, au bout de quelques jours, l'écoulement diminue et disparaît, ainsi que les autres symptômes inflammatoires, tandis que la durée de l'eczéma est indéterminée et toujours longue.

On distinguera facilement l'eczéma de l'otorrhée. Dans cette dernière, en effet, l'écoulement est presque toujours mucoso-purulent, quelquefois, il est vrai, sérieux, mais toujours beaucoup plus abondant que dans l'eczéma. Sans odeur dans l'affection dartreuse, le liquide est très-souvent fétide dans l'otorrhée, est mêlé quelquefois à des fragments osseux. L'examen de l'oreille démontre, dans l'otorrhée, soit une rougeur du conduit auditif qui et accompagnée d'ulcérations, soit une inflammation de la membrane du tympan qui est rouge et boursouflée en plusieurs points, ou bien perforée, mais le plus souvent le conduit offre dans son fond un polype ou une végétation fongueuse.

La durée de l'eczéma de l'appareil auditif est indéterminée; elle persiste souvent pendant des mois, quelquefois des années, quand on ne subit aucun traitement. Si, au contraire, on est soumis à un régime hygiénique et à un traitement approprié, l'affection peut disparaître en six semaines ou deux mois. Il arrive souvent qu'au renouvellement du printemps ou de l'automne suivants, la maladie reparaît, mais alors elle cède plus facilement. Quand l'affection doit guérir, on voit la surface malade diminuer de largeur, la rougeur et la tuméfaction s'amoindrir, le suintement disparaître, les démangeaisons devenir moins fréquentes, les squammes plus petites et plus rares; le conduit auditif reprend son calibre normal, la matière cérumineuse revient, les bourdonnements et la surdité diminuent, puis disparaissent.

L'eczéma est une affection peu grave par elle-même, mais toujours longue. Son pronostic est très-souvent favorable; toutefois, quand l'inflammation s'étend à l'oreille interne, au pharynx ou aux fosses nasales, la guérison est plus longue à obtenir. La disparition de l'éruption s'accompagne bien alors d'une diminution des bourdonnements et de la surdité, mais non pas d'une cessation complète de ces symptômes, ce qui n'arrive qu'après un traitement bien dirigé, des membranes muqueuses du pharynx et des fosses nasales.

Les causes de l'eczéma sont souvent obscures. Cette affection, rare chez le vieillard, fréquente chez les enfants et les adultes d'un tempérament faible et lymphatique, non contagieuse, est due quelquefois à la malpropreté, ou bien à la compression exercée sur les oreilles par les bonnets trop serrés, surtout chez les religieuses. Dans certains cas, il se développe par suite d'un grattage réitéré des conduits auditifs ; bien souvent la maladie se déclare sous l'influence d'une disposition générale de l'individu aux affections cutanées.

TRAITEMENT.

Il doit varier suivant le tempérament du sujet et le degré d'extension de la maladie. Dans les cas simples, lorsque l'eczéma ne s'étend que dans le conduit auditif externe, on donnera quelques injections émollientes (mauve, guimauve, graine de lin) pendant la période inflammatoire ; mais, presque toujours, les malades ne venant qu'au moment où la maladie est passée à l'état chronique, on se trouvera bien de pratiquer tous les matins dans les oreilles, une douzaine d'injections faites suivant la formule suivante :

Chlorure de chaux sec	30 grammes.
Eau	1 litre.

Y ajouter chaque fois moitié eau chaude dans un verre.

Si les démangeaisons sont trop vives, on placera dans le conduit auditif une petite mèche imbibée d'huile camphrée.

Les injections se feront un peu plus tard, soit avec de l'eau végéto-minérale, de l'eau de goudron, etc.

L'huile acoustique placée dans le conduit le soir en se couchant, à la dose de six gouttes recouvertes d'un peu de ouate, hâtera le retour de la sécrétion cérumineuse et abrégera la durée de la maladie. Si l'affection s'étend aux membranes muqueuses des régions pharyngienne et nasale, on ne pourra arriver à la guérison qu'en insistant sur les fumigations aromatiques. Quand le malade aura une disposition générale aux affections cutanées, on ordonnera l'emploi, à l'intérieur des eaux sulfureuses naturelles (Enghien, Cauterets, Bagnères-de-Luchon, Baréges). Il en sera de même des bains sulfureux.

On fera prendre au malade une tisane de bardane et de racine de patience sauvage, et on recommandera l'usage des limonades minérales. Si l'individu est atteint de gourme du cuir chevelu, on aura soin de faire laver la tête matin et soir avec de l'eau de savon, on ramollira les croûtes avec des cataplasmes de farine de graine de lin. Dès qu'elles seront tombées, on couvrira la surface malade d'un peu de pommade verte à vésicatoire, afin d'activer l'écoulement. Puis au bout de quelques jours, on fera des lotions avec l'eau chlorurée.

On insistera sur les purgatifs répétés fréquemment, sur une bonne nourriture et un régime fortifiant (amers, quinquina, gentiane, houblon).

MALADIES CHRONIQUES DE L'OREILLE EXTERNE.

Nous avons déjà dit que ces affections sont : la dégénerescence squirreuse du pavillon, l'engouement cérumineux avec les corps étrangers, vers et insectes, les polypes et les végétations fongueuses, l'otite chronique, l'otorrhée, la perforation de la membrane du tympan, l'épaisissement de cette membrane, son relâchement, l'élargissement et le rétrécissement morbides du conduit auditif. Quant à l'eczéma chronique, je l'ai décrit à la suite de l'eczéma aigu.

Dégénerescence squirreuse du pavillon.

Cette maladie ne débute pas toujours de la même manière, tantôt le mal n'est caractérisé que par un épaississement d'une partie ou de la totalité du pavillon, sans changement apparent de la peau, s'accompagnant seulement d'inégalités, de bosselures, de tubercules qui, après être restés stationnaires plus ou moins longtemps, s'accroissent peu à peu. Le plus souvent les symptômes de la maladie ressemblent à ceux de l'érysipèle, mais se développent beaucoup plus lentement; il se forme une tumeur inflammatoire d'un rouge vif ou bien obscur, presque sans douleur, si ce n'est quelques élancements, le pavillon se tuméfie petit à petit, les dépressions et les élévations de cette éminence disparaissent, de telle sorte que l'auricule n'est plus qu'une masse informe, dure, bosselée, peu sensible à la pression. Le mal reste dans cet état stationnaire pendant des mois, quelquefois des années; de temps en temps, des bulles d'eczéma se développent et se dessèchent, ne laissant après elles que leurs squammes caractéristiques, ou bien des petites pustules accompagnées d'une légère inflammation aiguë, surviennent et disparaissent après avoir fourni une sécrétion purulente, plus ou moins abondante. Si on examine avec une loupe les parties bosselées, on aperçoit une infinité de petits vaisseaux qui se réunissent à de plus gros, lesquels partent de la base de chacune des bosselures, et vont quelquefois converger à un point central, d'où ils divergent pour se terminer sur les téguments voisins. Lorsque l'état inflammatoire chronique gagne la conque et le conduit auditif, la conque est moins profonde, le méat rétréci, ainsi que le conduit auditif : ses parois couvertes de pellicules nombreuses sont le plus souvent sèches sans aucune apparence de cérumen, ou bien celuici est d'un brun noirâtre et forme des amas plus ou moins durs. La dysécie est toujours plus ou moins forte et, dans certains cas, on observe une surdité complète.

Les tubercules et les bosselures dont le pavillon est couvert deviennent peu à peu le siége de douleurs lancinantes, la surface de l'éminence devient violacée, les tumeurs s'ulcèrent facilement et laissent échapper une humeur roussâtre, qui ne tarde pas à devenir sanieuse, fétide. La plaie grisâtre saigne facilement et quelquefois abondamment. Elle s'agrandit chaque jour, les ulcérations couvrent quelquefois tout le pavillon. Affection cutanée, semblable à celles qui se développent sur les lèvres et le nez, la dégénérescence squirreuse du pavillon tend à gagner en profondeur jusqu'au cartilage qui participe dans certains cas à la maladie; loin de se borner et de se guérir par les seules forces de la nature, elle tend toujours à s'accroître et son développement est activé par la malpropreté, les grattages réitérés, la mauvaise nourriture, l'habitation dans un endroit malsain, le tempérament scrofuleux et le vice syphilitique. Plus fréquente chez l'adulte et le vieillard que dans l'enfance, cette affection offre un pronostic très-défavorable, car non-seulement la maladie est rebelle, mais encore la science n'offre que bien peu de ressources pour obtenir la guérison.

Comme traitement. — Les bains sulfureux, les eaux minérales sulfureuses à l'intérieur, les sudorifiques, les préparations d'iode, seront d'une grande utilité sous le point de vue du traitement général. La médication locale consistera, si la maladie est au début, en pommade à l'iodure de potassium, à l'iodure de plomb, en préparations de ciguë ou de phellandrie pour tâcher d'amener la résolution de l'engorgement. Si la tumeur est ulcérée, le calomel en poudre appliqué sur la plaie ; les pommades de zinc, les caustiques, peuvent être utiles; mais presque toujours les remèdes qu'on emploie ne sont pas suivis d'une amélioration et il faut avoir recours à l'ablation de la partie dégénérée, pour éviter l'extension de la maladie. La description du procédé rentrant dans le cadre des ouvrages de médecine opératoire, je ne décrirai pas dans ce livre les différentes manières de pratiquer cette opération.

Engouement cérumineux, corps étrangers, vers et insectes.

On doit réunir dans un seul chapitre les amas de cérumen, les corps étrangers, ainsi que les vers et insectes qui pénètrent quelquefois dans les oreilles, car presque toujous on observe les mêmes symptômes et les mêmes accidents. Les amas de cérumen qui durcissent dans l'oreille finissent par jouer véritablement le rôle de corps étrangers, et de même que les états pathologiques produits alors sont identiques, le traitement aussi est semblable.

L'*engouement cérumineux* est constitué par un amas plus ou moins considérable de cérumen, non pas normal, mais ayant subi des altérations et se présentant sous différents aspects. Tantôt il ressemble à une sorte de bouillie jaune-noirâtre en quantité assez considérable pour remplir à peu près un tiers du conduit auditif externe dont il occupe le fond. D'autres fois, il a la consistance de la cire, tantôt de couleur jaune foncé ou bien rouge-brique, et presque toujours alors l'amas est très-volumineux et constitué, soit uniquement par du cérumen, soit par du cérumen auquel adhèrent des lamelles épidermiques et des poils.

Dans certains cas, l'engouement consiste en une véritable exfoliation de l'épiderme coloré en jaune foncé ou en roux par du cérumen et offrant l'aspect de grandes squammes. Quelquefois il offre véritablement l'aspect d'un fourreau et dans ces cas tout le fond du conduit auditif s'est exfolié.

Dans quelques cas, l'engouement est gris-blanchâtre, assez dur et formé presque uniquement de lamelles épithéliales.

L'engouement peut aussi; mais rarement ressembler, à une concrétion pierreuse, soit blanche, soit noire. J'en ai trouvé deux exemples chez des personnes âgées, et ce n'est qu'après un traitement d'environ un mois, que je suis parvenu à ramollir et à extraire par parties cette espèce de corps étranger.

Un des effets les plus ordinaires de l'engouement cérumineux, c'est la dilatation et le redressement du conduit auditif. Dans certains cas, surtout quand l'amas est très-dur et ancien, il se forme à la partie postéro-inférieure du conduit un véritable élargissement en forme de cul-de-sac.

Les principaux symptômes que détermine l'engouement cérumineux sont un bourdonnement, tantôt intermittent, tantôt continuel, mais presque toujours rémittent, c'est-à-dire s'exaspérant sous l'influence des causes qui activent la circulation ou ralentissent le cours du sang dans la tête, comme les émotions, les chagrins, les veilles, le travail assidu, la marche forcée, l'époque des règles chez la femme, le séjour dans un endroit chaud et surtout les changements de température. Tantôt ce bourdonnement ressemble au bruit de la vapeur d'eau qui sort d'une cafetière, tantôt au bruissement d'une mouche qui vole, d'autres fois à l'eau qui tombe, ou bien ce sont des sifflements ou des craquements qui incommodent le malade. Outre ce symptôme, on note toujours une diminution plus ou moins considérable de l'ouïe, diminution, qui est due à deux causes: 1° à l'obstacle que l'engouement cérumineux apporte au passage des sons; 2° à l'altération qui existe dans l'organe de l'audition. Les battements d'une montre ordinaire appliquée contre l'oreille ne sont quelquefois pas perçus;

dans d'autres cas le malade les entend à deux ou trois centimètres. L'engouement cérumineux peut donner lieu à une inflammation aiguë de la peau du conduit auditif; dans ces cas, on note des douleurs vives, des élancements, de la rougeur, de la tuméfaction du conduit; le méat est rétréci, il suinte par son orifice un liquide roussâtre; la mastication, la toux, l'éternuement, le bruit, les mouvements brusques, augmentent la douleur. Les bourdonnements et la surdité sont intenses; au bout de quelques jours, ces symptômes diminuent: il y a exfoliation de l'épiderme, sortie de la totalité ou d'une partie de l'amas cérumineux, et la maladie reprend son cours ordinaire.

M. Cloquet a observé un cas dans lequel l'amas cérumineux après avoir perforé la membrane du tympan, était passé et séjournait dans la caisse du tambour.

Ribes, Hubert-Valleroux et d'autres auteurs ont rencontré des exemples semblables; malgré l'opinion de M. Kramer, qui nie les faits et prétend, comme c'est du reste presque toujours son habitude, que ce qu'il n'a pas observé n'existe pas. D'autres fois, l'amas cérumineux peut irriter les parois du conduit et donner lieu à une dartre eczémateuse, mais presque toujours il est sans action sur le conduit auditif et ses effets se bornent au bourdonnement et à la diminution de l'ouïe.

Souvent l'état morbide qui a donné lieu à l'engouement cérumineux s'étend aux membranes muqueuses de l'oreille interne, des fosses nasales et de la région gutturale. On observe alors tous les symptômes que je décrirai plus loin.

Les *corps étrangers* qu'on rencontre le plus fréquemment dans les conduits auditifs externes sont des boules de papier et des noyaux de cerises (surtout chez les enfants), des pois, des fragments de verre, des grains de blé. J'ai retiré chez un malade une épingle enfoncée très-profondément et recouverte d'un amas de cérumen. Cette épingle y séjournait sans doute depuis un grand nombre d'années, car la personne n'en soupçonnait pas l'existence.

Dans certains cas, les corps étrangers peuvent demeurer longtemps sans causer d'autres accidents qu'un bourdonnement et de la surdité; presque toujours, ils donnent lieu à une altération des glandes cérumineuses qui est l'origine de cette surdité. Mais quelquefois, surtout si le corps étranger est susceptible de gonflement (papier, grains de blé, pois), il peut survenir des symptômes plus ou moins graves. Fabrice de Hilden rapporte qu'une jeune fille âgée de dix ans, jouant avec d'autres enfants, reçut dans l'oreille gauche un fragment de verre. Les efforts que firent pour l'extraire plusieurs chirurgiens ne servirent qu'à l'enfoncer davantage; la douleur causée par la présence de ce corps et les tentatives infructueuses que l'on fit, causèrent de vives douleurs qui s'étendirent jusqu'à la suture sagittale, et, lorsque le temps devenait humide, cette enfant était en proie à des engourdissements des bras, des lombes, de la cuisse et de la jambe gauches, au point que toute cette partie du corps était dans un état de stupeur. A cet état succédèrent des douleurs atroces, une toux sèche et continuelle se déclara. Enfin, après quatre ou cinq ans de souffrances, cette malheureuse eut des attaques d'épilepsie, et son bras gauche s'atrophia.

Les parents consultèrent un grand nombre de gens de l'art sans faire mention de l'accident, parce que les douleurs locales avaient disparu. En 1585, Fabrice de Hilden fut consulté, on lui rappela la circonstance sus-mentionnée; après avoir exploré le conduit, il aperçut le verre qu'il enleva, et bientôt la santé de la malade se rétablit parfaitement.

Sabatier prétend avoir observé qu'une boule de papier, introduite dans le conduit auditif, avait fait développer une fièvre maligne, compliquée de grands maux de tête qui occasionnèrent la mort. L'autopsie démontra que la portion du cerveau reposant sur la partie supérieure du rocher du côté gauche avait contracté une adhérence intime avec la dure-mère ; il s'était développé dans cette partie même un petit abcès dont le pus s'était fait une issue dans la caisse du tambour ; on trouva également la boule de papier dans une ouverture à la partie osseuse de la trompe d'Eustache ; elle était couverte de pus, et on resta convaincu que ce papier avait produit tous ces accidents.

Vers et insectes. — On a rencontré aussi dans les oreilles des larves, des vers et certains insectes, surtout chez les individus qui ont l'habitude de dormir dans les champs. Quelquefois alors s'il existe une otorrhée ou un polype, les mouches peuvent venir déposer leurs œufs à l'entrée du conduit, et il se développe des larves qui donnent naissance à des vers, ceux-ci peuvent causer des accidents graves ; il survient dans l'oreille des démangeaisons insupportables, des élancements, des tiraillements, et un suintement roussâtre ; la fièvre s'allume, les maux de tête se déclarent, les douleurs deviennent atroces, ainsi que les bourdonnements qui sont continuels. La surdité est manifeste, il survient quelquefois du délire et les symptômes ne diminuent qu'après que les vers sont morts et extraits du conduit.

Relativement aux insectes, on en rencontre rarement dans les conduits auditifs, dont ils sont presque toujours repoussés par l'amertume de la matière cérumineuse.

TRAITEMENT.

Si le malade est atteint d'une lésion des glandes qui a donné lieu à un engouement cérumineux, il faut avant tout faire sortir cet amas du conduit. L'extraction est, dans la plupart de cas, très-facile, sans aucune douleur, et peut se faire immédiatement, au moins en partie. Si l'engouement est noir et en sorte de bouillie, on se sert d'une sonde cannelée pour retirer par portions la matière que contient l'oreille, et quelques injections d'eau tiède suffisent pour débarrasser le conduit des débris qui y restent. Le plus souvent, il ne faut pas enlever immédiatement les amas cérumineux, surtout quand ils semblent adhérer fortement aux parois du conduit auditif. On se trouvera bien alors de faire pratiquer au malade pendant quelques jours, le matin et le soir, une douzaine d'injections d'eau tiède, qui auront pour résultat le ramollissement du bouchon cérumineux et qui diminueront son adhérence.

Pour enlever les amas de cérumen durci et ayant pour enveloppe une portion d'épiderme, on commence par détacher légèrement la membrane d'enveloppe des parois du conduit auditif, et, ensuite, au moyen d'une petite pince, on enlève l'amas, soit en entier, soit par parties dans les cas ou il est volumineux. Pendant les quatre ou cinq jours qui suivent l'extraction, on se trouvera bien matin et soir, de l'emploi d'injections d'eau de fleurs de mauve (trois pincées pour une tasse d'eau, en infusion), et de plus, tous les soirs on versera dans l'oreille quatre à cinq gouttes d'huile d'amande douce, qu'on recouvrira d'un petit tampon de ouate sèche. De cette façon, on évitera les inflammations du conduit auditif, qui pourraient se développer surtout pendant les temps froids et venteux.

Relativement aux corps étrangers, la règle à suivre est à peu près la même. S'il y a de l'inflammation, on doit d'abord la combattre au moyen des antiphlogistiques, et ensuite, on procède à l'extraction ; on est quelquefois obligé d'avoir une pince très-forte, afin de pouvoir diviser le corps dont l'extraction en entier serait très-douloureuse, surtout quand le corps étranger a augmenté de grosseur. Si on a affaire à des vers et qu'on ne soit pas sûr de les avoir tous enlevés, on se servira avec utilité des injections faites avec la solution suivante pendant quelques jours.

Assa-fœtida	1	gramme.
Camphre	1	—
Alcool	8	—
Eau de valériane	100	parties.

Pour les insectes et les corps étrangers, leur extraction procure, dans la majorité des cas, une guérison complète et le retour de l'ouïe ; mais il n'en est pas de même dans les engouements cérumineux ; presque toujours, il est vrai, l'extraction est suivie d'une diminution des bourdonnements et de la surdité, mais cette amélioration n'est que momentanée, et peu de temps après les symptômes reparaissent avec la même intensité et l'engouement se reforme, car la cause qui a donné lieu à tous ces phénomènes n'a pas été détruite : cette cause, c'est l'altération des glandes cérumineuses, qui s'étend souvent dans l'oreille interne et dans les muqueuses des fosses nasales et du pharynx ; ce n'est donc qu'en combattant cette altération qu'on pourra arriver à une guérison complète. (Pour le traitement, voir *Phlegmasie chronique interne.*)

Polypes et végétations fongueuses du conduit auditif.

On a donné le nom de polypes à des excroissances qui se développent dans le conduit auditif externe. Ils se présentent sous deux formes, muqueux et fibreux.

Les polypes muqueux, presque toujours implantés sur le fond du conduit près de l'insertion de la membrane du tympan, se présentent sous forme de tumeurs rougeâtres, molles, granulées, saignant très-facilement au moindre contact ; leur nombre et leur grosseur varie ; le plus souvent uniques, on en rencontre quelquefois deux ou trois. Tantôt très-petite, la tumeur cache d'autres fois toute la membrane du tympan. Presque toujours alors on observe une tuméfaction manifeste du conduit auditif. Les polypes muqueux sont tantôt pédiculés, tantôt non pédiculés ; dans ce cas, ils ont une base large, rouge, offrant des espèces de racines cramponées autour de l'articulation de la membrane du tympan.

Un des symptômes les plus fréquents dont s'accompagne le polype muqueux, c'est un écoulement par le conduit auditif, d'un liquide mucoso-purulent, blanchâtre ou jaune, verdâtre, inodore ou fétide, assez abondant, déterminant quelquefois par son âcreté des excoriations sur le pourtour du canal auditif, qui, presque toujours est dépourvu de cérumen. Quand le polype est volumineux, il en résulte une sorte d'obstruction avec sentiment de gêne, de plénitude de l'oreille ; on observe aussi, dans ces cas, des vertiges fréquents, des éblouissements, des maux de tête. Les polypes muqueux, quel que soit leur nombre ou leur grosseur, s'accompagnent toujours de bourdonnements et de surdité.

Les polypes fibreux ont presque toujours leur insertion sur les parois du conduit auditif, moins profondément que les polypes muqueux, ils sont plus durs, plus consistants, moins sensibles que les précédents, ils ne saignent pas, leurs racines ressemblent à celles des verrues qui se développent sur les autres parties du corps. Ils sont quelquefois cartilagineux ou même osseux, Delpech dit qu'ils s'étendent jusqu'au périoste. Leur présence détermine les mêmes accidents que les précédents; cependant, dans un bon nombre de cas, on n'observe pas d'écoulement; ces polypes fibreux sont assez rares.

Quant aux végétations fongueuses du conduit auditif, je désigne sous ce nom un boursouflement de la peau qui revêt les parois du conduit près de l'insertion de la membrane du tympan. Ce boursouflement se présente sous forme d'un petit tubercule partiel, rougeâtre, peu sensible à la pression, non saignant, ne donnant jamais lieu à un écoulement quelconque, s'avançant au-devant de la membrane du tympan, dont il dérobe une partie à la vue. D'autres fois, il forme une sorte de disque ou de partie de disque qui environne l'insertion de la membrane du tympan, qu'elle semble rétrécir. Ce boursouflement est rarement très-considérable.

La nature des excroissances du conduit auditif varie : tantôt le polype est dû à une altération du périoste, d'autres fois à une lésion du tissu cellulaire sous-muqueux ou bien de l'épiderme.

Quant à leur origine, on peut dire qu'elle est inconnue : suivant certains auteurs, ils proviennent d'une inflammation d'un follicule cérumineux ou bien de la peau (otite aiguë). Quant à moi, j'ai presque toujours vu les excroissances fongueuses succéder à une otite aiguë et presque toujours dans l'âge adulte de 20 à 50 ans. Le pronostic varie suivant la nature et la grosseur du polype : quand il est peu développé et qu'il ne s'accompagne que d'une légère diminution de l'ouïe, la guérison est facile à obtenir; mais si le polype est volumineux et s'il donne lieu, outre la surdité et le bourdonnement, à des vertiges et à des serrements douloureux, l'extraction de l'excroissance est bien, il est vrai, suivie d'une amélioration dans les symptômes, mais presque toujours ceux-ci recommencent au bout d'un temps plus ou moins long, parce que les racines du polype n'étant pas complétement détruites, celui-ci se reproduit. En outre, le polype peut comprimer la membrane du tympan, la rompre et se frayer ainsi une route dans la caisse du tympan, et alors une guérison complète est impossible. Il agit aussi quelquefois sur cette membrane du tympan qui s'injecte, s'épaissit et donne lieu, dans ce cas, à un redoublement de surdité. Quand cet accident arrive, on trouve presque toujours, en même temps, une lésion des glandes cérumineuses qui ne sécrètent plus de cire. Si les polypes sont durs, résistants et causés par une altération du périoste, leur extraction peut être suivie de la nécrose d'une partie osseuse.

Le développement des polypes est facilité par les tempéraments lymphatiques ou scrofuleux, par les privations, la mauvaise nourriture, l'habitation dans un endroit humide, et la malpropreté.

TRAITEMENT.

Les médicaments qu'on a employés pour faire disparaître les polypes n'ont presque jamais réussi. Ainsi le laudanum de Sydenham dont on se sert pour toucher les polypes ne donne jamais de résultat. Il en est de même de l'alun. Les caustiques sont difficiles à employer, excepté quand l'excroissance siége près du méat et dans ces cas, Aranzi conseillait de les traiter avec le précipité rouge. La pierre infernale est très-souvent utile pour cautériser les petits polypes muqueux qui siégent au fond du conduit. On la conduit sur l'excroissance au moyen d'un porte-caustique très-fin. Cette petite opération exige une lumière très-vive. Mais dans la majorité des cas, le traitement des polypes de l'oreille consiste dans leur extraction. On s'est servi de l'arrachement, de la ligature et de l'excision. G. Silicet employait la ligature; le docteur Kramer se sert, pour enlever les polypes qui ont un pédoncule petit, d'un couteau mousse légèrement courbé en forme de faux et à double tranchant. Il fait ensuite cautériser les racines avec le nitrate d'argent. Il injecte ensuite l'oreille d'eau végéto-minérale, et il regarde la ligature comme impossible. D'autres auteurs ont recours à de petits ciseaux courts et à pointe émoussée. On saisit le polype avec une érigne à crochet, afin de l'attirer dans un sens opposé à la coupe des ciseaux. Lorsque l'on peut saisir le polype avec les pinces coudées à mors de cuiller de Dupuytren, ce moyen est préférable, parce qu'il favorise la cautérisation, qu'on ne doit jamais négliger en pareil cas. On emploie encore un troisième moyen, qui consiste à prendre une pince formée de deux branches très-minces ayant à sa partie inférieure une ouverture oblongue; elles sont dentelées en dedans; on plonge doucement l'instrument dans l'oreille, tout en ouvrant ses extrémités; on saisit légèrement le polype, on le contourne légèrement en tous sens, tout en l'attirant en dehors : le polype est ainsi enlevé. C'est le moyen dont je me sers ordinairement. On doit avoir le soin d'extraire, au moyen d'injections d'eau tiède, la quantité de sang qui s'échappe dans cette circonstance; on bouche après l'orifice du conduit avec des tampons de linge fin ou de coton. Douze heures après on enlève ces tampons pour faire de nouvelles injections avec de l'eau tiède dans laquelle en fait entrer un tiers de chlorure de chaux. Les injections doivent être réitérées trois et quatre fois par jour. Après un mois ou six semaines, la cicatrisation est complète, à moins que le polype n'ait pas été entièrement extrait. Dans ce dernier cas, il faut le laisser croître, afin de pouvoir l'arracher plus tard comme il vient d'être dit.

Otite chronique externe (Phlegmasie chronique du conduit auditif).

C'est la maladie de l'organe de l'ouïe la plus commune et pourtant celle qu'on méconnaît le plus souvent. Bien des auteurs n'en font même pas mention et ne croient pas que l'altération du cérumen, altération qui tient toujours à une lésion des glandules du conduit auditif, puisse donner lieu à la surdité ou à des bourdonnements. Il me semble pourtant que cette matière, destinée à lubrifier des parois du conduit auditif et surtout la membrane du tympan, ne peut pas impunément disparaître. Cette suppression a nécessairement pour résultat un état de sécheresse tympanique qui donne lieu à des bourdonnements et à de la surdité. C'est, du reste, ce qu'on observe chez les personnes qui deviennent sourdes à la suite d'un refroidissement. On n'observe alors aucune autre lésion que cette inflammation chronique des glandes cérumineuses qui a d'abord pour résultat la perversion, puis la diminution et enfin la disparition du cérumen. Cette altération s'obtient facilement aussi sur des animaux qui deviennent sourds, dès que, par un refroidissement on a donné lieu à la suppression du cérumen.

La phlegmasie chronique externe quelquefois simple,

c'est-à-dire limitée à l'oreille externe, est compliquée presque toujours d'une inflammation chronique du reste de l'appareil auditif et des membranes muqueuses des régions pharyngienne et nasale. Dans bien des cas, c'est l'affection de l'oreille externe qui a gagné les parties profondes; d'autres fois ces parties sont affectées primitivement et l'oreille externe ne se prend que plus tard.

L'otite chronique externe est caractérisée par une altération des glandes cérumineuses. Dans un degré peu avancé de la maladie, la nature du cérumen a changé; au lieu d'être d'un jaune très-légèrement foncé, luisant, mou et s'étalant facilement entre les doigts comme du vernis, il devient d'un jaune très-foncé d'abord, puis rougeâtre brunâtre, et enfin noirâtre, mat, s'écrasant par grumeaux, et toujours plus ou moins dur. Si la maladie est plus marquée, le cérumen a disparu, le conduit auditif en est complétement dépourvu. Dans l'otite chronique très-caractérisée, on trouve le conduit auditif extrêmement sec; ses parois sont roides et coriaces, quelquefois le méat est rétréci, mais presque toujours l'entrée du conduit est couverte de petites squammes et de poussière blanchâtres qui ne sont autre chose que des débris épidermiques. Très-souvent, au fond du conduit, on découvre une espèce de membrane blanchâtre, jaunâtre ou légèrement teintée en rouge, qui n'est autre chose que la peau du fond du conduit en train de s'exfolier. Cette membrane se détache d'abord vers les bords et finit ensuite par se séparer complétement des parois et sort par le moyen des injections ou bien est enlevée au moyen d'une pince. L'exfoliation quelquefois se fait par partie, d'autres fois en entier et dans ce cas, c'est une sorte de fourreau qu'on retire du fond du conduit auditif externe.

L'examen du conduit auditif démontre fréquemment,

outre les symptômes ci-dessus indiqués, un rétrécissement du conduit auditif, surtout vers le méat. Ce rétrécissement est constant quand l'otite chronique est venue à la suite d'un érysipèle, d'une otite aiguë externe ou d'un eczéma. De plus, on trouve souvent au fond du conduit des injections partielles de la peau qui devient quelquefois le siége d'ulcérations superficielles.

La membrane du tympan est le plus souvent d'un blanc opaque, quelquefois injectée au niveau de l'insertion du manche du marteau. La dépression qui existe vers son centre est souvent effacée. D'autres fois la membrane est à l'état normal.

Les symptômes auxquels donne lieu cette altération des glandes cérumineuses sont des chatouillements et des démangeaisons qui se manifestent surtout vers le fond du conduit : puis de temps en temps apparaît une douleur profonde, peu intense, qui cesse après quelques instants.

Les bruits d'oreilles sont aussi une conséquence de la maladie ; ils varient suivant le degré de la lésion : tantôt ils sont intermittents, peu intenses et constituent un véritable bruissement, comme celui qui est produit par une mouche qui vole; d'autres fois, ils sont plus forts, continus, c'est un bourdonnement qui a de l'analogie avec le bruit de la vapeur qui sort d'une chaudière. Ce bourdonnement s'exaspère par les travaux d'esprit, les émotions morales, le séjour dans un endroit chaud, les changements de température, etc. Chez certains malades, on note des battements, des craquements; chez d'autres, des espèces de détonations, des bruits musicaux ou des chants d'oiseaux.

La surdité est aussi produite par l'otite chronique; elle est d'abord légère, intermittente, ne consistant qu'en une attention plus soutenue du malade pour percevoir la fin des mots; puis les conversations de plusieurs individus deviennent confuses, et la surdité s'accroît petit à petit jusqu'à ce que la perception des sons devienne nulle ou presque nulle. Les battements d'une montre, ne s'entendent déjà plus qu'à quatre à cinq travers de doigts de l'oreille, ou même plus qu'appliquée contre le pavillon ; car l'affection est déjà bien ancienne, quand le malade se décide à recourir aux secours de l'art.

Quand la maladie se borne à l'oreille externe, ce sont les seuls symptômes qu'on observe, mais quand elle existe aussi dans le reste de l'appareil auditif et dans les régions pharyngienne et nasale, on observe alors des maux de tête, des migraines, des vertiges, des étourdissements, une diminution de l'odorat et de la sécrétion des fosses nasales, une sécheresse de la gorge, accompagnée d'une diminution du goût, en un mot, tous les symptômes qui sont décrits à l'article *Phlegmasie chronique interne.*

La marche de la maladie est essentiellement chronique, et il est rare que celle-ci se termine par la guérison, spontanément et sans avoir subi de traitement. Les phénomènes, après s'être manifestés d'abord dans une seule oreille, principalement dans la gauche, finissent presque toujours par se montrer aussi de l'autre côté, de façon que, dans la majorité des cas, on observe la maladie dans les deux oreilles, mais à un degré différent.

Les causes qui donnent lieu à l'otite chronique externe, sont nombreuses ; tantôt la maladie succède à un érysipèle, d'autrefois à une otite aiguë, à un eczéma ou bien à un petit abcès du conduit auditif, souvent elle est due à l'extension dans le conduit auditif externe, d'une inflammation chronique de l'oreille moyenne, ou des membranes muqueuses, des régions pharyngienne et nasale, quelquefois à la suite de la perte du pavillon de l'oreille.

Le plus souvent cette maladie se développe à la suite d'un refroidissement. Enfin il est des cas où elle est héréditaire et dans lesquels la cause est inconnue.

Le pronostie varie : si la maladie s'étend dans tout l'appareil auditif et les régions dont j'ai parlé plus haut, la guérison est toujours longue à obtenir, mais avec de la persévérance et un traitement bien dirigé, il est rare qu'on n'arrive pas à un bon résultat. Si l'affection est bornée à l'oreille externe, le pronostic est favorable, mais il faut toujours un peu de temps pour obtenir la guérison, à cause de l'ancienneté de la lésion. Du reste, cette affection complique presque toutes les maladies d'oreilles, et c'est parce qu'on la néglige, que bien souvent on n'arrive à aucun résultat dans la médication qu'on ordonne.

TRAITEMENT.

Dans l'otite chronique simple du conduit auditif, on doit chercher à exciter la sécrétion des glandes cérumineuses. L'indication est donc d'employer des médicaments stimulants. Nous faisons pratiquer au malade, tous les matins, ou même deux fois par jour, des injections avec des infusions de véronique officinale, de menthe poivrée, de petite sauge, de mélisse, de citronnelle, de camomille romaine, etc. C'est aussi principalement dans ces cas que convient l'huile acoustique ; elle a pour but d'exciter les glandes cérumineuses et de hâter le retour du cérumen. On en met tous les soirs en se couchant 6 à 8 gouttes dans le conduit auditif, et on bouche l'oreille avec un peu de ouate sèche. Dans la journée, on fait bien aussi d'en enduire une petite mèche de coton, que l'on place dans le conduit et qu'on recouvre d'un petit tampon de coton sec. Quand les bourdonnements sont violents, et s'il existe des douleurs sur le haut de la tête ou dans l'oreille même on emploiera avec succès le liniment suivant (chloroforme, 5 grammes, huile d'amande douce, 45 grammes), en friction ou introduit dans le conduit, à doses de 5 à 6 gouttes. S'il y a de la gêne derrière le cou, si les ganglions cervicaux ou sous-maxillaires sont engorgés, on frictionnera le soir le derrière de l'oreille et du cou avec la pommade suivante :

Iodure de potassium	2 à 3 grammes.
Eau, q. s.	
Axonge balsamique	15 grammes.

Le lendemain matin, on lavera la partie frictionnée avec de l'eau de savon pour détacher le corps gras.

Ce simple traitement, continué avec quelques modifications, suivant les indications, suffira souvent pour amener au bout d'un mois ou six semaines de l'amélioration, et avec le guide du médecin, on parvient dans bien des cas à procurer la guérison. Si la maladie est compliquée de phlegmasie chronique de l'oreille moyenne et des régions pharyngienne et nasale, on emploiera le traitement indiqué à ce chapitre.

Otorrhée.

On nomme ainsi les écoulements chroniques qui ont lieu par le conduit auditif, de telle sorte que sous ce nom, on comprend des liquides différant complétement les uns des autres et provenant de lésions entièrement dissemblables. On peut cependant diviser les otorrhées en : 1° otorrhée produite par un polype ; 2° otorrhée catarrhale du conduit auditif externe ; 3° otorrhée catarrhale de l'oreille moyenne ; 4° otorrhée par carie.

Otorrhée produite par un polype.— Cet écoulement ayant été décrit dans l'article intitulé *Polype*, nous n'y reviendrons pas; nous dirons seulement qu'on différencie facilement cette otorrhée des autres, par l'inspection du conduit auditif externe, qui démontre l'existence de l'excroissance polypeuse.

Otorrhée catarrhale du conduit auditif externe. — Elle ne doit pas être différenciée de celle qui provient de la membrane du tympan; car si le conduit auditif peut être dans certains cas affecté, tandis que la membrane du tympan est intacte, on peut dire que si celle-ci est malade, les parois du conduit sont alors affectées constamment. L'otorrhée catarrhale est peut-être la plus commune de toutes les otorrhées. Elle se rencontre fréquemment chez les militaires, les individus scrofuleux, mal nourris, logés dans un endroit humide, chez les pauvres, sujets à toute espèce de privations et malpropres. Très-fréquente chez les enfants lymphatiques, atteints d'engorgements ganglionnaires, ou bien de la teigne et de la gourme, surtout si on supprime brusquement ces deux dernières affections, l'otorrhée catarrhale survient encore après les otites aiguës, les érysipèles, les eczémas, les petits abcès du conduit auditif; quelquefois elle succède à la rougeole, à la scarlatine, à la variole, mais surtout à la fièvre typhoïde et c'est alors principalement qu'on trouve des ulcérations et des désordres osseux. Dans d'autres cas elle se développe spontanément sans qu'on puisse en reconnaître la cause.

Le symptôme principal de cette maladie est un écoulement par le conduit auditif d'un liquide sécrété par les parois du conduit. Ce liquide est blanchâtre et mucoso-purulent, ou bien d'un jaune verdâtre, quelquefois mêlé à du sang, inodore ou fétide, d'une âcreté telle dans certains cas qu'il excorie le conduit, tandis que d'autres fois il est sans action sur lui. Si la lésion s'étend dans les glandes cérumineuses, il s'écoule une matière gluante, muqueuse, de couleur jaunâtre, qu'Itard nommait otorrhée muqueuse.

La quantité du liquide varie; chez certains malades, il est abondant; chez d'autres, il est en très-petite quantité. Suivant la remarque d'Itard, l'écoulement peut cesser à certaines époques pour reparaître un peu plus tard. En notre particulier, nous avons toujours vu l'otorrhée être plus abondante pendant les temps humides et froids, tels que ceux d'hiver que dans l'été. Le conduit auditif est toujours le siége de picotements et de démangeaisons fréquentes.

L'examen du conduit auditif démontre presque toujours un léger élargissement du canal. Les parois dépourvues de cérumen sont recouvertes d'une couche de liquide blanc ou jaunâtre, si on l'enlève avec un peu de ouate, on découvre une fine granulation de la peau entière. Quand la maladie s'étend sur la membrane du tympan; celle-ci offre, tantôt des injections et des boursouflements partiels, tantôt des petites ulcérations ; d'autres fois un épaississement dans une partie plus ou moins grande de son étendue. La membrane paraît alors jaunâtre, épaisse et la dépression centrale a disparu. C'est lorsque la membrane du tympan s'ulcère qu'elle se perfore facilement et cette perforation a pour résultat le passage de l'air à chaque expiration. Cet air comprimé, surtout quand on se mouche ou qu'on ferme le nez et la bouche, traverse la trompe d'Eustache, puis la caisse du tambour, passe au travers la membrane du tympan perforé et sort par l'oreille, en faisant entendre un bruissement aigu très-prononcé. Si on approche une bougie du pavillon, la flamme est plus ou moins agitée par le passage de cet air. Il n'est pas rare, dans ce cas, de voir sortir par l'oreille une matière visqueuse, saline, qui n'est autre chose que la sécrétion muqueuse de la région gutturale entraînée par la colonne d'air qui passe de cette partie dans l'oreille moyenne, pour sortir après par le conduit auditif toutes les fois que l'on fait des efforts pour se moucher ou pour éternuer ; et lorsqu'il existe du pus dans l'oreille, il se mêle avec les mucosités par l'effet de la colonne aérienne que nous venons de signaler, et qu'Itard a pu confondre en lui donnant le nom d'otorrhée muqueuse. Si la trompe d'Eustache est obstruée, l'air ne sort pas par l'oreille. Outre les symptômes sus-indiqués, l'otorrhée catarrhale du conduit auditif externe, accompagnée ou non de perforation de la membrane du tympan, donne lieu à des bourdonnements fréquents et à une diminution plus ou moins considérable de l'ouïe. Tantôt le malade perçoit les battements d'une montre à 4 ou 5 travers de doigts, mais le plus souvent il ne les entend que si la montre est appliquée contre l'oreille, et quelquefois ils ne sont nullement perçus par lui.

Otorrhée catarrhale de l'oreille moyenne. — Cette otorrhée prend sa source dans la caisse du tambour, si la sécrétion est peu abondante et la membrane du tympan intacte, ce n'est qu'un véritable engouement de la caisse et il n'y a aucun écoulement; mais si, au contraire, la membrane du tympan s'affecte, si elle se perfore, le liquide vient sortir par le conduit auditif. Quelquefois cette otorrhée succède à un abcès de l'oreille moyenne, à une inflammation aiguë de la caisse du tambour, ou à une rupture de la membrane du tympan par suite d'une détonation, d'une chute dans l'eau, etc. Dans ces cas, l'écoulement est dû à l'influence de l'air sur l'oreille moyenne, et quelquefois, en outre, à une lésion osseuse des parties profondes de l'organe de l'ouïe. L'écoulement a tous les caractères de l'otorrhée catarrhale et les symptômes qu'on observe sont exactement les mêmes que dans cette première variété de la maladie. Pour être bien sûr que l'affection prend sa source dans l'oreille moyenne, voici le moyen que j'ai imaginé pour m'en assurer : je commence par faire pratiquer dans le conduit auditif une douzaine d'injections coup sur coup avec de l'eau tiède ; après cette opération, je fais pousser par le patient de fortes aspirations, en ayant soin de fermer le nez et la bouche hermétiquement, afin que l'air passe par l'oreille, comme il est dit ci-dessus ; après plusieurs efforts, la colonne d'air sort en entraînant avec elle la matière purulente et l'eau qui a pu passer dans l'oreille moyenne par l'ouverture artificielle ; pendant tout le temps que le pus passe dans le conduit auditif, je réitère le lavage jusqu'à ce que l'oreille soit bien nettoyée ; j'essuie en outre le conduit auditif avec un tampon de coton ou une petite éponge ; je remplis de plus cette cavité de coton sec que j'y place sous forme de mèche. Je recommande à la personne de se coucher sur le côté affecté et de passer une partie de la nuit dans cette position. Le lendemain je retire la mèche de coton : lorsque l'écoulement part de la caisse du tympan en passant par l'ouverture en question, la partie postérieure du tampon a reçu une partie de cette matière, tandis que toute l'autre partie de coton est restée sèche ; ce résultat ne laisse pas la moindre incertitude sur l'origine et la source de l'otorrhée.

Otorrhée par carie.— L'écoulement qui se manifeste par le conduit auditif provient quelquefois d'une lésion osseuse. Le plus souvent il est dû à la carie ; cependant, dans certains cas, il reconnaît pour cause une nécrose. Cette altération osseuse a pour résultat un écoulement purulent, ou séreux purulent, blanc ou jaune verdâtre, le plus souvent sanieux, fétide (son odeur caractéristique est celle du pus osseux). Quelquefois il renferme des parcelles osseuses et même des petites esquilles.

Quand la lésion siége dans un point du conduit auditif externe, on remarque dans celui-ci un point rouge, tuméfié, qui s'agrandit peu à peu et s'ouvre, laissant écouler une matière jaunâtre mêlée à du sang et qui prend petit à petit les caractères indiqués plus haut. On peut introduire par l'ouverture, presque toujours fistuleuse, un stylet boutonné et très-fin ; on sent très-bien le contact de l'instrument contre l'os qui est à nu et qui donne un son mat et très-facile à reconnaître. Wurtmstichig, médecin allemand, croit que dans les cas de cette nature, les glandes cérumineuses et la membrane du tympan sont parfaitement saines. En notre particulier, nous avons presque toujours constaté la disparition du cérumen, ce qui indique une lésion des glandes et presque toujours aussi une opacité de la membrane du tympan.

On trouve toujours dans ces cas une surdité plus ou moins manifeste. Quant aux bourdonnements, ils ne sont pas constants. La caisse du tambour, la trompe d'Eustache et les membranes muqueuses des régions pharyngiennes sont très-souvent affectées, ce qui donne lieu alors aux symptômes indiqués à l'article *Phlegmasie chronique* de l'oreille moyenne.

L'*altération osseuse* peut exister dans une partie de l'oreille moyenne ou interne. C'est ainsi qu'on observe des caries du limaçon, des osselets de l'ouïe, des cellules mastoïdes, du rocher. Dans tous les cas où le diagnostic est bien établi, on trouve la membrane du tympan perforée, car il y a alors inflammation de cette membrane. De plus, très-souvent l'apophyse mastoïde devient rougeâtre, douloureuse et il s'y manifeste de la fluctuation. L'abcès une fois ouvert, on remarque que cette apophyse est cariée et que cette carie coïncide avec celle de la caisse du tambour. Ces lésions osseuses sont beaucoup plus graves que la précédente, et il est rare qu'elles ne soient pas suivies de l'abolition de l'ouïe, sans espoir de guérison.

Les principales causes de ces caries sont souvent dues aux chutes, aux commotions violentes, aux blessures par armes à feu. Elles reconnaissent aussi pour origine les vices scrofuleux et syphilitiques, la diathèse tuberculeuse, quelquefois leur cause est inconnue.

Diagnostic différentiel. — Chacune des otorrhées que nous avons signalées se différencie facilement l'une de l'autre. Nous avons déjà dit que la présence d'un polype démontrait parfaitement l'origine de la première variété d'otorrhée : on ne prendra jamais une otorrhée catarrhale externe pour une otorrhée catarrhale interne. Si la membrane du tympan n'est pas perforée, on ne peut pas admettre que l'écoulement provienne de l'oreille moyenne. Ce n'est donc que dans les cas où la membrane du tympan est rompue en totalité ou en partie, qu'on peut commettre une erreur de diagnostic. Dans ces cas, les symptômes antérieurs seront d'une grande utilité. Tantôt on apprendra du malade qu'il souffrait de douleurs violentes dans le fond de l'oreille, sans qu'aucun symptôme morbide se fût déclaré dans l'oreille externe. Il aura consulté un médecin qui aura constaté l'absence de lésions externes. Puis subitement sera sorti par l'oreille un liquide purulent, dont l'écoulement aura été suivi d'un soulagement et d'une diminution de symptômes inflammatoires. On peut en conclure qu'il y aura eu une inflammation aiguë de la caisse du tambour, et, du reste, alors l'examen du conduit auditif démontre l'intégrité de ce canal. La membrane du tympan rompue sert de passage au liquide qui vient de l'oreille moyenne. Si après avoir essuyé l'intérieur du conduit avec un peu de ouate et constaté l'absence de toute lésion, on cathétérise la trompe d'Eustache, si on fait moucher, éternuer ou tousser le malade, on verra suinter par le méat auditif une quantité plus ou moins considérable de liquide, qui évidemment ne vient pas de l'oreille externe, mais a sa source dans l'oreille moyenne : ce qui n'arrive pas quand l'otorrhée compliquée de perforation du tympan provient uniquement d'une lésion de l'appareil auditif externe. Dans ces cas, les mouvements sus-indiqués n'augmentent pas la quantité du liquide et l'examen du conduit démontre l'existence de légers boursouflements et d'une granulation des parois.

On différenciera facilement aussi l'otorrhée catarrahle d'une otorrhée par carie : car dans cette dernière, l'odeur caractéristique du pus osseux, la présence dans le liquide de poussière ou d'esquilles osseuses, le contact d'un stylet avec l'os à nu, empêcheront de prendre une otorrhée par carie pour un écoulement catarrhal.

On ne confondra pas non plus les otorrhées avec les écoulements dus à l'otite aiguë ou à un abcès de l'oreille externe. Le cours de ces deux dernières maladies est aigu, celui de l'otorrhée, au contraire, est chronique.

Les symptômes inflammatoires, constants et plus ou moins violents dans l'otite aiguë et les abcès, sont nuls dans l'otorrhée. L'écoulement qui est purulent et de bonne nature dans les otites et les abcès est presque toujours séreux et fétide dans l'otorrhée. Il persiste des mois et même des années dans cette dernière, tandis que dans les otites et les abcès il cesse au bout de peu de temps. Sa présence, qui ne change en rien les symptômes de l'otorrhée, diminue toujours ceux des inflammations aiguës.

Marche, durée. — La marche des otorrhées est essentiellement chronique. Elle dure des mois, des années entières sans que la nature fasse des efforts pour amener la guérison. L'écoulement, plus abondant à certains moments que dans d'autres, disparaît rarement d'une manière complète. Si cette disparition arrive et qu'elle soit brusque, il n'est pas rare alors d'observer un développement morbide vers une partie du corps plus ou moins éloignée. Il n'est pas rare de voir l'otorrhée passer de l'enfance à tous les autres degrés de l'âge, quand on l'abandonne aux seules forces de la nature. On a prétendu que cette maladie se terminait spontanément à l'époque de la puberté; malheureusement l'expérience ne démontre pas la justesse de cette opinion.

Pronostic.— Il varie suivant la véritable nature de l'affection : la plus facile à faire disparaître, c'est l'otorrhée catarrhale externe accompagnée ou non de perforation de la membrane du tympan. Moins longue à guérir que les autres, son traitement dure cependant deux ou trois mois, et la guérison n'est complète que si la membrane du tympan est restée intacte. Dans les cas où cette membrane a été perforée, on peut bien obtenir une amélioration notable, mais on ne rend jamais au malade une ouïe très-fine. Quant à l'otorrhée catarrhale de l'oreille moyenne, outre la perforation de la membrane du tympan, elle est toujours accompagnée d'une inflammation chronique des membranes muqueuses de la trompe d'Eustache, des régions nasale et pharyngienne ; aussi ce n'est qu'après un traitement longtemps suivi qu'on peut arriver à un résultat heureux.

Le pronostic varie suivant la place et l'étendue de la carie ; si celle-ci siége dans un point du conduit auditif, si elle est bornée et qu'elle se circonscrive, les portions cariées peuvent guérir avec nécrose et la maladie locale se termine sans grande difficulté. Mais si la carie occupe le rocher, le limaçon et les autres parties de l'oreille, elle est suivie, outre la perforation de la membrane du tympan, d'une abolition complète de l'ouïe. Il en est de même quand la maladie a détruit les osselets ou bien qu'elle attaque l'apophyse mastoïde.

TRAITEMENT.

Le traitement des différentes espèces d'otorrhées est à peu près le même, à part de légères indications. Le but qu'on se propose, c'est en même temps que la cessation de l'écoulement, la disparition de la cause qui y a donné lieu. Les otorrhées catarrhales doivent être traitées par les dérivatifs, les purgatifs salins à intervalle de huit à quinze jours, suivant l'indication, les diurétiques (tels que les tisanes de queues de cerises, de chiendent nitré). Les vésicatoires derrière les oreilles et à la nuque sont toujours suivis d'un bon résultat. En même temps, on fait pratiquer tous les matins et tous les soirs, dans l'oreille affectée, une douzaine d'injections avec la liqueur suivante :

Chlorure de chaux sec	50 grammes.
Eau	1 litre.

Y ajouter chaque fois moitié eau tiède. Si l'otorrhée est entretenue par une maladie du système glandulaire, nous faisons, outre l'emploi de ces moyens, pratiquer au pourtour du pavillon de l'oreille et sur tout le col, tous les deux à trois jours, des frictions avec la pommade suivante :

Axonge	20 grammes.
Hydriodate de potasse	2 grammes.

Faites une solution, divisez en quinze parties égales, et gardez pour l'usage.

Le lendemain matin laver toute la partie frictionnée avec de l'eau de savon ; ce lavage sert à dégager le système absorbant du résidu produit par la pommade, et met en même temps les vêtements à l'abri du corps gras.

Après huitaine, ces frictions sont pratiquées aux aines ; la semaine d'après, on les fait à la partie interne des cuisses, pour recommencer ensuite au col. On continue ainsi jusqu'à la fin du traitement.

Dans tous les cas, l'emploi du coton imbibé d'huile acoustique, et placé dans les oreilles le soir en se couchant, hâte le retour de la sécrétion cérumineuse et diminue les démangeaisons qui sont souvent si insupportables dans cette maladie.

Si la maladie reconnaît comme origine les vices scrofuleux ou syphilitique, les amers, les dépuratifs à l'intérieur, les ferrugineux sont d'un grand secours.

L'otorrhée catarrhale de l'oreille moyenne doit être traitée de la même manière ; de plus, comme la maladie s'étend dans la trompe d'Eustache et les régions nasale et pharyngienne, on insistera sur les fumigations aromatiques, comme il est indiqué à l'article qui traite de l'inflammation de ces parties.

L'otorrhée par carie exige une médication encore plus active ; les astringents en injections, tels que l'extrait de Saturne, le sous-acétate de plomb, etc., seront employés trois ou quatre fois par jour.

Le soufre donné à l'intérieur, tous les jours, à doses de 1 à 3 grammes, rend souvent de grands services. De plus, il faut quelquefois extraire les esquilles que les injections ne peuvent amener au dehors. L'ouverture de l'apophyse mastoïde est quelquefois nécessaire. Nous parlerons plus loin de cette opération.

Le traitement des otorrhées est toujours long, toujours

délicat et demande de la persévérance; car il ne suffit pas que l'écoulement ait disparu, il faut encore que la sécrétion cérumineuse soit bien rétablie pour qu'on cesse le traitement local de l'oreille : alors les fonctions naturelles ont pris leur cours ordinaire.

Le jeune Cugneau, âgé de sept à huit ans (ses parents sculpteurs, boulevard des Paillassons), était atteint depuis son bas âge d'une otorrhée d'une seule oreille, qui avait été traitée sans aucun succès par les moyens ordinaires; soumis à l'emploi de l'huile acoustique, des injections chlorurées, simplement pendant cinq à six mois, la guérison a été parfaite. Je fais observer que les glandes chez cet enfant ne présentaient rien de particulier.

Le fils de M. Gobé, rue de Sèvres, 91, à Vaugirard, âgé de quinze ans, était atteint depuis l'âge de sept à huit ans d'un écoulement purulent d'une oreille. En 1846, je le soumis à cette médication pendant quatre mois; l'écoulement disparut et la sécrétion du cérumen s'est rétablie sans récidive.

Mme Hocdé, âgée de trente-deux ans, demeurant à la Loupe (Eure-et-Loir), était atteinte d'une otorrhée d'une seule oreille depuis l'âge de douze ans environ. On avait employé sétons et autres exutoires sans aucun succès. Elle vint me trouver en 1834; je fis établir un vésicatoire à la nuque, et je traitai avec les injections chlorurée et l'huile acoustique le conduit auditif. Le système glandulaire fut également attaqué par des frictions faites avec la pommade iodurée, ainsi que nous l'avons déjà dit. Ce traitement, suivi pendant environ un an, obtint un succès complet.

Perforation de la membrane du tympan.

La membrane du tympan peut être percée par des corps pointus poussés imprudemment dans le fond du conduit, tels que des esquilles, des épingles, des cure-oreilles. L'air introduit avec force dans la trompe d'Eustache peut produire cet accident, surtout lorsque cette cloison est altérée par la présence d'un écoulement otorrhoïque. Itard regarde la perforation de cette même membrane, lorsqu'elle n'est pas occasionnée par un corps étranger, comme étant souvent le résultat d'une ancienne altération morbide, de consomption naturelle. Le docteur Kramer lui répond que c'est là une erreur : on n'a jamais vu une affection semblable sans trouver quelques traces d'inflammation du conduit.

Il est vrai, du reste, de dire que dans la majorité des cas, la perforation de la membrane du tympan reconnaît pour cause une inflammation soit aiguë, soit chronique de cette membrane. On l'observe aussi quand elle est due aux ulcérations qui surviennent sur le tympan dans le cours de certaines fièvres typhoïdes.

Itard et autres auteurs, sans s'occuper du rôle que joue le cérumen sur les mouvements de la membrane du tympan dans l'acte de l'audition, pensent que la perforation de cette cloison ne doit pas nécessairement entraîner la faiblesse de l'ouïe : une observation attentive m'a cependant prouvé le contraire. La membrane du tympan étant, à mon point de vue, destinée à donner aux sons de la sonorité et de l'ampleur, sa perforation doit amener nécessairement une diminution de l'ouïe. Le docteur Kramer l'a remarqué comme moi. Il en résulte, dit-il, toujours une dysécie subordonnée à l'étendue de l'ouverture, lorsqu'elle s'approche vers le manche du marteau et qu'elle s'est bornée à cette cloison, ou a entraîné avec elle la perte des osselets et d'autres changements morbides de l'organe auditif. Duverney, Leschevin, Itard, Saissy et Curtis, croient aussi que la perforation de la membrane du tympan peut avoir lieu lorsqu'elle est fortement tendue, par l'effet même de l'éternument et des injections. Sa perforation a été aussi un sujet de recherches du docteur Ribes. Il a découvert sur le cadavre une petite ouverture placée vers le centre de cette cloison, correspondant à la saillie formée par l'extrémité intérieure du manche du marteau; cet auteur croit que c'est l'os qui se détache par une cause quelconque, poussé en dehors, et use le point de la membrane qu'il touche. Cette cause est fort rare. M. Ribes l'a cependant rencontrée deux fois; il a également reconnu que le cérumen desséché sur cette membrane produisait quelquefois une ouverture du diamètre d'une tête d'épingle, et d'autres fois occupait la moitié, les trois quarts ou même presque la totalité de la membrane; dans ce dernier cas, il ne reste plus qu'une espèce de cercle frangé et usé en biseau, comme le sont souvent les os par l'effet du contact des anévrysmes. Lorsque la membrane du tympan est détruite, l'obturation cérumineuse entre dans la caisse du tambour, les osselets s'y appliquent; il y a alors cophose complète.

La perforation de la membrane du tympan et son décollement sont très-faciles à reconnaître : les efforts que les personnes font pour se moucher font sortir par l'ouverture une colonne d'air, qui produit toujours un certain bruissement capable d'agiter la flamme d'une bougie placée à une distance de l'oreille; si on porte le doigt sur l'ouverture du conduit auditif, et qu'on le lève et le baisse à plusieurs reprises, pendant que l'on pousse une expiration, le nez et la bouche fermés, il s'opère un sifflement qui est interrompu lorsqu'on couvre le méat de l'oreille; ordinairement l'air en passant entraîne du mucus qu'il ramasse dans la gorge, va mouiller le conduit, et, lorsqu'il est abondant, le bout du doigt, qui sert d'obturateur, est également mouillé. L'on a souvent confondu ce mucus avec le pus otorrhéique provenant de l'oreille moyenne.

La perforation et la rupture de la membrane du tympan se rattachent aussi aux abcès qui se sont développés dans la caisse du tympan ou dans les cellules mastoïdes, surtout dans les cas où il y a obturation de la trompe d'Eustache. Alors, l'abcès dilate la membrane du tympan et finit par la rompre, ou bien celle-ci étant frappée d'inflammation s'ulcère et se perfore.

L'atmosphère, divisée avec violence par une explosion quelconque, a amené aussi dans plusieurs occasions la rupture de cette membrane. On en remarque des exemples fréquents sur des artilleurs, et principalement sur les marins servant l'artillerie à bord. C'est aussi de cette façon qu'a lieu quelquefois la perforation du tympan, chez les individus qui tombent dans l'eau, d'un lieu élevé, comme Hubert Valleroux, le rapporte chez un homme qui eut une rupture du tympan avec écoulement de sang par le conduit auditif, ayant eu lieu de cette manière.

Mais, dans cette circonstance, la membrane rompue ne tarde pas à se cicatriser, surtout lorsque l'on recommande aux malades de ne pas faire des efforts pour se moucher, ou que l'on a le soin de tamponner le conduit auditif. Dans tous les cas, la rupture de la membrane du tympan ne produit qu'une légère dysécie, à moins que le tendon du muscle qui l'unit à l'osselet du marteau de l'oreille moyenne n'ait été luxé, parce que cette cloison effectue toujours, malgré l'accident, ses mouvements habituels. Nos médecins modernes, sachant que la perforation accidentelle ne produisait qu'une légère surdité, engagèrent sans doute Portal et Grapengeisser à proposer la perforation de la membrane du tympan au moyen d'un instrument, dans le cas de surdité causée par l'oblitération de la trompe d'Eustache, et dans des affections particulières de la caisse du tympan ; ce fut Astley Cooper qui la pratiqua le premier à Londres; il décrivit son procédé, tout en faisant connaître quelques succès heureux. (*Transactions philosophiques*. Cahier de juin 1801. *Londres*).

Depuis lors, plusieurs chirurgiens français, anglais, etc., n'ayant aucune connaissance de l'existence de la phlegmasie chronique qui attaque le conduit auditif et la membrane muqueuse de l'oreille moyenne, tentèrent à tout hasard de traiter la surdité par la perforation de cette membrane. On employa une espèce de trois-quarts d'environ une ligne de diamètre. Le docteur Deleau, adoptant également cette pratique, a apporté quelques modifications à cet instrument; mais, comme cette opération n'eut en général aucun succès, on l'abandonna presque entièrement. C'est surtout après que Boyer et Dubois se furent élevés contre elle, que cette méthode est pour ainsi dire tombée dans l'oubli.

Voici, du reste, comment Boyer s'exprime à cet égard dans son *Traité des maladies chirurgicales* (page 44, 6e vol.): « Cette opération a eu le tort de la plupart des moyens « nouveaux en médecine; à peine Cooper l'eût-il fait « connaître, que la plupart des chirurgiens qui ont du « goût pour la nouveauté saisirent toutes les occasions « de la pratiquer. Mais bientôt l'enthousiasme s'est dissipé, et le temps, ce juste appréciateur des choses, a réduit à sa juste valeur la perforation de la membrane du « tympan. Il paraît, continue Boyer, que M. Cooper lui-

« même l'a abandonnée; c'est du moins ce qu'on peut « inférer du silence de M. Roux sur cet objet dans son « intéressant ouvrage qui a pour titre: *Relations d'un* « *voyage à Londres en* 1814. Boyer fait ensuite remarquer « que toutes les opérations de chirurgie doivent avoir un « certain degré de certitude; il ne suffit pas qu'on puisse « les faire sans danger, il faut encore qu'elles présentent « de grandes probabilités de succès. Leur innocuité ne « s'étend pas jusqu'à la science, qu'une opération inutile « compromet toujours. J'ai de la prévention contre toute « opération qui, ayant pour objet le rétablissement des » fonctions d'un organe, porte atteinte à sa structure, et « détruit une des conditions nécessaires à l'exercice de ses « fonctions. Aussi, quoique les occasions de pratiquer « la perforation de la membrane du tympan se soient pré- « sentées assez souvent à moi, n'ai-je fait cette opéra- « tion qu'une seule fois ; ce fut sur une jeune fille âgée « de seize ans, qui avait perdu en partie l'ouïe à la suite « de la rougeole. Tous les phénomènes qui portent à « croire que la cavité dépend de l'oblitération de la trompe « d'Eustache existaient chez la jeune personne. Je perçai « les deux membranes, mais l'opération n'eut aucun « succès. »

Dubois fit aussi, sans aucun succès, cette opération sur quatre autres personnes.

Ce n'est pas que nous regardions cette opération comme complétement inutile et comme ne devant jamais être pratiquée dans certains cas; mais à part les abcès de l'oreille moyenne parfaitement diagnostiqués, et dans lesquels il faut frayer au pus une issue au dehors; à part les épanchements sanguins considérables qui peuvent avoir lieu dans la caisse du tambour, à la suite d'une chute ou d'une commotion violente, nous ne croyons pas que la perforation de la membrane du tympan, pratiquée par l'art, soit une opération au moyen de laquelle on puisse arriver à la guérison de la surdité.

Du reste, il ne faut pas oublier que si, dans la majorité des cas, la perforation accidentelle ou pratiquée par l'art n'est suivie d'aucun accident, il peut arriver cependant, comme M. Hubert Valleroux en rapporte plusieurs exemples, qu'elle soit suivie d'accidents nerveux très-graves, de délire et même de tétanos. De plus, l'influence de l'air extérieur sur la caisse du tambour donne presque toujours lieu à une inflammation chronique de l'oreille moyenne.

Du relâchement de la membrane du tympan.

Il est très-difficile de diagnostiquer l'existence du relâchement de la membrane du tympan, par la raison qu'elle est placée dans un endroit caché et difficile à explorer; c'est ce qui a donné lieu à plusieurs hypothèses. Willis a été le premier à supposer le relâchement de cette membrane en citant un homme totalement sourd qui recouvrait l'ouïe toutes les fois que l'on mettait en branle les cloches d'une tour voisine de sa chambre, et une femme qui ne pouvait rien entendre qu'au milieu du bruit produit par plusieurs tambours. Leschevin, J. Frank, Gnaditsch, Ribes, Vering, etc., ont parlé du relâchement de la membrane du tympan sans en indiquer le véritable caractère. Beck croit qu'un éternument violent peut déchirer le tendon du muscle tenseur qui s'attache à cette membrane. « Alors, dit-il, elle tombe dans le conduit, et les osselets de l'ouïe perdent leur position naturelle. » Itard et le docteur Kramer réfutent ces opinions comme étant erronées. Saissy croit néanmoins que son état anormal peut se produire lorsque le muscle tenseur est détruit par une suppuration ou une hydropisie de la caisse du tambour, ou une sécrétion purulente du conduit auditif. M. Curtis de Londres croit qu'un coup de foudre et la détonation du canon sont susceptibles de changer la disposition naturelle de la membrane du tympan au point de la refouler en dedans ou en dehors. M. Kramer rejette avec mépris un pareil système, en disant que cette cloison, par elle-même, forme une convexité intérieure. Quoi qu'il en soit, j'établis avec Boyer que le diagnostic de cette affection est trop incertain pour se prononcer d'une manière affirmative.

Je veux cependant rapporter ce que mon expérience m'a démontré sur ce sujet.

Monsieur le docteur,

Depuis l'âge de quatre ans (j'en ai vingt-deux) je suis sourd de l'oreille droite; le battement d'une montre appliquée contre son pavillon n'est pas entendu. Je ne sais à quoi attribuer cette surdité; mes parents me disent bien que dans mon enfance j'ai eu un dépôt à la tête du côté de cette oreille, par le conduit de laquelle l'humeur s'évacuait. Maintenant, son conduit extérieur est tout à fait dépourvu de cire; seulement, à des intervalles éloignés, il y vient une humeur liquide, noirâtre, de mauvaise odeur, et lorsque j'introduis un cure-oreille, j'y rencontre quelquefois de petites pellicules sèches; enfin il arrive, lorsque je serre le nez et que je ferme la bouche, que ce mouvement produit, en passant par le conduit auditif, une espèce de sifflement dont je sens le vent chaud lorsque je porte le doigt sur son ouverture; je n'y éprouve ni bruit, ni bourdonnement, ni douleur. Je me consolais de la perte de cette oreille, parce que j'entendais parfaitement bien de la gauche, dont l'ouïe était d'une finesse extrême, et il est probable que si cela eût duré, je n'aurais pas aujourd'hui l'honneur de m'adresser à vous ; mais malheureusement pour moi il n'en est pas ainsi : depuis trois ans, et sans aucune cause déterminante, autant que je puis me le rappeler, puisque je n'ai eu aucun mal ni dans la tête ni ailleurs ; j'éprouve dans cette oreille des bruits de toutes sortes, mais plus souvent des sifflements. Peu à peu je me suis aperçu que leur présence altérait sensiblement la bonté de mon ouïe. Cette année, l'altération a fait des progrès rapides, puisque j'entends difficilement ce que l'on me dit à voix ordinaire; mais j'entends le battement d'une montre lorsque je la mets contre l'oreille, mais avec assez de difficulté. Je dois vous dire que, placée ensuite entre mes dents, le battement est bien perçu (les oreilles étant bouchées) ; je dois aussi vous faire observer que depuis les bruits que j'éprouve, le conduit auditif est sec et totalement dépourvu de cire; j'éprouve, lorsque je fais un mouvement de mâchoire, un clapotement comme aussi un corps mince et gluant qui se détache de contre quelque chose; je n'éprouve dans cette oreille aucune douleur. Quant aux moyens que j'ai employés jusqu'à ce jour pour y apporter quelque amélioration, en premier lieu j'ai été conseillé de me purger beaucoup, d'établir un vésicatoire au bras gauche, de me faire des injections avec de l'eau de savon ; on m'a fait mettre ensuite un séton à la nuque. Pour obéir à ces prescriptions, qui m'ont été ordonnées par les sommités de la science médicale de Rouen, je les ai exécutées ponctuellement; et qu'en est-il résulté de bon pour moi de tout cela? Rien. Au contraire, il me semble que j'entends plus mal.

La voix des journaux m'ayant informé de votre brochure à guérir de semblables affections, que l'on peut se procurer chez M. Beauclair, à Rouen, je viens de m'en rendre propriétaire d'un exemplaire. Je dois vous avouer, monsieur, qu'après l'avoir parcourue, elle m'a semblé n'être pas empreinte de ce charlatanisme qui fait le plus souvent le caractère de ces sortes d'ouvrages; au contraire, elle me paraît être le fruit d'une longue expérience et d'un savoir profond : aussi ai-je pleinement confiance en vous ; mais avant de suivre les prescriptions qui sont indiquées dans cet ouvrage, je voudrais être muni de vos conseils.

Veuillez donc, Monsieur, je vous prie, sans bien tarder, me

répondre pour m'indiquer la marche que je dois tenir dans cette circonstance.

Signé : Léon Houguel,
boulevard Saint-Hilaire, 5, à Rouen.

22 décembre 1843.

Deuxième lettre du même.

Monsieur le docteur,

Je suis ce jeune homme qui vint vous voir au mois de janvier dernier. Je commençais alors à concevoir beaucoup d'espoir et à croire que mon chagrin allait enfin avoir une fin ; et cela, comme je vous le dis à cette époque, je m'apercevais d'un commencement de guérison notable à l'oreille gauche, dont j'étais sourd depuis vingt ans ; mais, hélas ! quelques jours après vous avoir vu, toute ma joie s'évanouit, cette oreille était retombée dans son état primitif. Depuis ce temps j'y éprouve des variarions singulières ; quelquefois pendant deux jours et deux nuits consécutifs, j'entends passablement bien, puis je suis après pendant plusieurs jours sans rien entendre. La bonté de l'ouïe revient aussitôt que je fais des injections ; quelquefois j'entends bien, deux heures après, puis un petit bruit clapotissant se fait entendre dans mon oreille, tout est fini et je redeviens sourd.

Ne pouvant résister aux angoisses que ces changements me font éprouver, je viens vous supplier, Monsieur, après avoir bien réfléchi sur ces circonstances que je viens de vous expliquer, de bien vouloir me dire, si cela vous est possible, à quoi on peut les attribuer, si je puis toujours conserver l'espoir d'un rétablissement complet. Je dois vous faire observer, en outre, que presque chaque jour je retire avec mon cure-oreille des ordures ressemblant à du charbon broyé, au mileu duquel on trouve de la peau morte ; seraient-ce ces ordures qui, par intervalles, boucheraient le conduit ? J'ai cru aujourd'hui que j'allais mieux entendre parce que je sentais que mon cure-oreille en amenait qui étaient en bloc ; mais lorsque je les ai eu retirées, je n'entendais pas mieux. Je vous envoie ce qui est venu, afin que vous l'examiniez ; l'oreille suppure toujours un peu. Expliquez-moi, je vous en conjure, pourquoi j'entends bien dans certains jours, et pourquoi dans d'autres je n'entends pas ; ceci me préoccupe tant, que je m'aperçois que je répète ce que je viens de dire, etc.

Léon Houguel.

Rouen, 18 avril 1844.

Troisième lettre du même.

Monsieur,

J'ai attendu jusqu'à présent à vous faire part de l'état de ma position, parce que je voulais voir avant si ce phénomène que je vais vous signaler cesserait ; ne voyant aucun changement survenir, je viens vous prier de bien vouloir me dire le plus promptement qu'il vous sera possible, d'où peut venir ce qui occasionne ceci. Il y a cinq mois, j'ai retiré de l'oreille un corps à moitié durci et formé de différentes matières blanches, jaunes, noires, grises ; je n'ai pas eu aussitôt ôté ce corps, qui était assez profondément dans l'oreille, que le commencement de guérison dont je vous ai entretenu et dont vous avez été témoin lorsque j'eus l'honneur de venir vous voir a disparu. Pendant plus de huit jours il en a été ainsi, et il en aurait été de même, je crois, toujours, si le hasard, ou plutôt la Providence n'avait guidé ma main. Un soir que, désespéré, je cherchais tous les moyens de pouvoir ramener le commencement de guérison dont la disparition avait été un coup de foudre pour moi, j'introduisis machinalement un petit tampon de coton imbibé d'huile acoustique dans le fond de mon oreille : aussitôt il se fit un petit bruit semblable au cliquetis d'un pistolet qu'on arme, et, à ma joie indéfinissable, je vis renaître ce même commencement de guérison ; depuis ce temps, je fais usage du même moyen et j'entends convenablement ; tous les huit jours je remplace par un petit tampon de coton neuf l'ancien, qui est tout imbibé d'une humeur blanche qui me semble venir, non pas du fond de l'oreille, mais de la paroi supérieure ; sitôt que je retire cet ancien tampon, il se fait le même bruit dont je viens de vous parler, quelque chose comme une petite plaque qui boucherait une ouverture semble se former, et je n'entends plus du tout. Je le remplace; aussitôt ce bruit se fait de nouveau entendre comme si cette même petite plaque se rouvrait, et je suis rendu à ma légère joie. D'où cela peut provenir, vous seul pouvez l'expliquer et y apporter remède. J'attends votre réponse. Dans cette attente...

Signé : HOUGUEL.

Rouen, 14 août 1844.

Je crois que cette lettre ne laisse aucun doute sur le relâchement de la membrane du tympan avec otorrhée. Le seul moyen à employer dans ce cas, c'est 1° de se rendre maître de l'écoulement (voy. le *Traitement de l'otorrhée*) ; 2° de maintenir la membrane refoulée au moyen d'un tampon de coton entouré de cire, et percé au milieu afin de laisser passer avec liberté les sons extérieurs ; par ce moyen on parvient souvent à guérir ce genre de surdité.

Cet exemple semble constituer réellement le relâchement de la membrane du tympan. Si l'on admet l'existence de cette affection, on doit, par la même raison, admettre que cette membrane peut être refoulée en dedans ou en dehors par l'effet d'une force majeure. Il y a quelques années, j'ai été consulté par un négociant de Gênes qui avait perdu totalement l'ouïe par l'effet d'un baiser appliqué sur l'orifice auditif. Le vide que l'on produit alors dans le conduit attire plus ou moins fortement la membrane du tympan en dehors, au point de la luxer ou de la perforer. C'est sans doute ce qui eut lieu chez le négociant. Il est à remarquer que plus la convexité de cette cloison est étendue en dehors, plus la surdité est grande, parce que ces mouvements sont interrompus. Et lorsqu'on refoule cette membrane en dedans par l'effet de la respiration, le nez et la bouche fermés, l'ouïe se rétablit en totalité ou en partie. Mais, lorsque l'on éternue et que l'on se mouche, la colonne d'air contenue dans la trompe d'Eustache comprime cette membrane et la fait par conséquent retomber dans l'état anormal ci-dessus indiqué. D'où il résulte que l'ouïe se perd et se renouvelle à diverses reprises et toujours par le mécanisme de l'acte respiratoire.

Épaississement de la membrane du tympan.

L'épaississement de cette cloison est, dans presque tous les cas, le résultat de son inflammation soit aiguë, soit chronique; mais quelquefois cependant il est dû à une fausse membrane appliquée au-devant du tympan.

C'est l'inflammation aiguë qui cause le plus souvent cet épaississement: En effet, elle a pour résultat, pendant toute la durée des symptômes inflammatoires, l'injection et le boursouflement d'une partie ou de la totalité du tympan, qui prend un volume beaucoup plus considérable, et quand l'inflammation est passée à l'état chronique, l'épaississement persiste, sans doute par suite d'un épanchement de lymphe plastique dans son épaiseur. Si dans ces cas on examine la membrane du tympan au moyen du spéculum et qu'on l'éclaire avec les rayons solaires réfléchis et concentrés au moyen de l'ophthalmoscope, on verra le tympan être d'un blanc opaque, jaunâtre ayant un aspect semblable à de la couenne. La dépression centrale a disparu. L'insertion du manche du marteau n'est plus visible et au lieu d'une membrane très-mince, élastique et facile à vibrer, on aperçoit une membrane épaisse, se distinguant moins facilement de la peau du conduit auditif. L'épaississement, dans certains cas, n'est que partiel; alors la membrane conserve son aspect normal dans les parties saines; mais ces cas sont rares, et presque toujours la membrane est malade. Certains auteurs disent que le tympan passe à l'état cartilagineux ou osseux, nous n'osons nier le fait, mais nous ne l'avons jamais rencontré. L'otorrhée catarrhale de l'appareil auditif externe, l'otorrhée par abcès ou par carie de l'oreille moyenne avec perforation, sont aussi suivies de l'épaississement de la membrane du tympan. Dans ces cas, il est manifestement plus épais, surtout si la perforation n'occupe qu'une partie de la membrane. Cet épaississement n'est pas une maladie, mais bien le symptôme de maladies différentes : et ce symptôme suffit pour donner lieu à des bourdonnements et à de la surdité. Les bourdonnements s'expliquent par les changements dans les vibrations de cette cloison. Quant à la surdité, elle reconnaît pour cause la moins grande résonnance de la membrane, par suite de son épaississement.

D'après la remarque de Leschevin, la surface extérieure de la membrane du tympan, chez les enfants, est quelquefois recouverte d'une fausse membrane, fongueuse, assez épaisse et assez forte pour intercepter le son ; suivant ce même auteur, elle tombe, par la suite, en suppuration. Saissy croit que c'est peut-être là le cas du sourd-muet de Chartres, dont parle l'histoire rapportée dans les *Mémoires de l'Académie royale des sciences de Paris*, année 1703, qui recouvra l'ouïe à l'âge de 24 ans, après une suppuration qui s'établit spontanément aux deux oreilles. Riolan fait aussi mention d'un sourd-muet guéri par la perforation de la membrane du tympan, que le sujet pratiqua lui-même au moyen d'un cure-oreille. Bouvier-Desmortiers cite un exemple semblable, qu'il a été à même de voir à Nantes, en l'an VII, sur un homme âgé de 28 ans. Par la même raison, on est porté à croire que le succès obtenu par Itard sur un sourd-muet qu'il opéra le 2 juillet 1811, en lui perçant le tympan, était dans ce cas-là, ainsi que celui présenté par le docteur Deleau.

D'après ces exemples, à la vérité excessivement rares, on doit croire à l'existence de cette fausse membrane, qui produit toujours une surdité absolue, et que nous n'avons pas encore rencontrée une seule fois dans notre pratique. Saissy prétend en reconnaître facilement l'existence, quoique collée et appliquée sur celle du tympan. Nous rapportons ici ce qu'il dit à cet égard.

« On sait que le fond du conduit auditif est d'un blanc perlé, lisse, et très-sensible au contact de la sonde. On sera sûr qu'aucun obstacle ne manque à la membrane du tympan, si elle paraît rougeâtre, fongueuse, peu ou point sensible à la présence de la sonde; on pourra être assuré alors que la fausse membrane existe; » et il propose les moyens suivants pour la détruire: « Provoquer la suppuration par des subtances âcres, et sa destruction par la cautérisation, au moyen de la pierre infernale, etc.»

Leschevin donne la préférence à ce dernier moyen; d'autres veulent la perforation, parce qu'elle présente moins de dangers. Portal, pour reconnaître l'existence de cette membrane, ne partage pas la même opinion; il n'est pas possible, dit-il, de s'assurer de ce fait dans l'enfance, parce que la suppuration est presque imperceptible; d'ailleurs, quand elle aurait lieu, le pus se mêlerait au cérumen des oreilles, et il serait fort difficile de la reconnaître; il faudrait, pour lever tous les doutes qui peuvent naître sur cet objet que l'enfant ne sortît pas de dessous les yeux du médecin, et que celui-ci examinât le conduit auditif et la nature du cérumen, qui, pendant la suppuration, est altéré dans sa couleur, puante ainsi que ledit conduit; mais toutes ces observations sont fort difficiles à faire, parce que le nombre des circonstances s'y opposent; très-souvent il faut attendre un âge très-avancé pour que l'enfant puisse faire apercevoir qu'il est véritablement sourd.

Rétrécissement et Élargissement du conduit auditif externe.

Le conduit auditif externe éprouve par l'effet de certaines maladies un rétrécissement ou un élargissement manifeste. Le rétrécissement est très-fréquent; tantôt peu marqué, pour ainsi dire insensible, on ne le remarque que si on compare le conduit malade avec celui du côté sain. Comme il est très-rare d'observer une différence de calibre des deux conduits, la différence est parfaitement visible. D'autres fois le rétrécissement est assez marqué pour diminuer de moitié le diamètre du canal auriculaire. Dans quelques cas enfin, les parois se touchent, et le conduit est pour ainsi dire oblitéré. Le rétrécissement est aigu ou chronique. Le rétrécissement aigu, est manifestement inflammatoire; aussi le rencontre-t-on dans les érysipèles, les otites aiguës externes, les furoncles, les abcès du conduit auditif, les corps étrangers; il s'accompagne des symptômes qu'on observe dans ces affections. et gêne beaucoup, quand il ne rend pas impossible l'examen de l'oreille externe. Il est souvent l'origine d'un rétrécissement chronique qui persiste après la disparition des symtômes inflammatoires.

Le rétrécissement chronique vient lentement, sans douleur, mais est toujours accompagné d'une sorte de gêne dont le malade rend parfaitement compte. Les parois du conduit, dépourvues du cérumen, sont manifestement roides, dures, peu sensibles et quelquefois coriaces, mais cependant moins fréquenment que dans les cas d'élargissement. Ce rétrécissement gêne toujours l'exploration de l'oreille et survient dans le cours des eczémas chroniques, des otites chroniques externes, des corps étrangers.

Quant à l'élargissement du conduit externe, il est tantôt complet, tantôt incomplet. Quand il envahit tout le conduit auditif, il est accompagné d'un certain degré de redressement de la courbure du canal ; et c'est surtout alors que les parois deviennent dures et coriaces. Quand l'élargissement est incomplet, il occupe presque toujours le fond du conduit et il forme à la partie inférieure une espèce de cul-de-sac; c'est ce qu'on observe surtout dans les cas de polype volumineux, ou d'engouemnt cérumineux très-dur. L'élargissement du conduit s'observe surtout dans les cas d'otorrhée, dans les corps étrangers, les engouments cérumineux et les polypes. Cependant il peut être idiopathique, comme cela se voit assez fréquemment chez le vieillard, sans qu'on observe d'autre symptôme que cet élargissement.

Le rétrécissement du conduit a toujonrs pour résultat la diminution de l'ouïe, parce que les ondes sonores entrent en quantité moins grande dans le conduit et qu'elles ne se réfléchissent plus aussi bien sur ses parois ; quant à l'élargissement, il rend toujours l'ouïe confuse, à cause de l'entrée d'un trop grand nombre d'ondes sonores ; il est de plus souvent le précurseur de la surdité, surtout chez le vieillard, parce qu'alors cette trop grande quantité d'ondes sonores fatigue l'organe déjà moins sensible.

Avant de décrire les maladies de l'oreille moyenne, nous croyons devoir relater ici un certain nombre de témoignages attestant l'efficacité du traitement que nous avons fait suivre à nos malades.

En 1859, le comte Moczinski, âgé de 73 ans, demeurant à Paris, 4, rue Castellane, vint nous consulter : ses oreilles étaient affectées d'une otite chronique externe avec exfoliation de la peau des conduits auditifs. Il n'entendait la sonnerie de sa montre à répétition que si on l'appliquait contre les pavillons. La maladie s'étendait aux fosses nasales et à la gorge; de telle sorte qu'il était sujet aux vertiges et aux maux de tête continuels. Après quatre mois d'un traitement consistant en fumigations aromatiques par la bouche, en injections stimulantes dans les oreilles, et dans l'emploi de l'huile acoustique, il fut débarrassé de ses vertiges, de ses maux de tête, et son ouïe s'améliora au point qu'il entendit la sonnerie de sa montre à un mètre d'un côté et à un mètre et demi de l'autre (à droite). Nous avons revu ce malade six mois plus tard, et la portée de l'ouïe n'avait pas diminué.

En 1859, la supérieure de la communauté de Saint-Vincent-de-Paul, à Montrouge, fut soumise pendant trois mois à un traitement que nous lui ordonnâmes pour une surdité provenant d'un eczéma des conduits auditifs, droit et gauche, avec inflammation chronique des trompes d'Eustache et des régions gutturale et nasale. Au bout des trois mois, l'ouïe était à peu près revenue à l'état normal. La lésion de la gorge, n'étant pas détruite complétement, donne lieu de temps en temps à une surdité passagère, qui disparaît au bout de quelques jours.

M. Guyard, employé à l'église de Neuilly, vint en 1859, nous consulter pour une surdité due à une otite chronique externe, s'étendant aux régions gutturale et nasale. La surdité, les bourdonnements et les vertiges étaient tellement intenses, qu'il fut sur le point de perdre sa place. Après un traitement qui dura quatre à cinq mois, il fut délivré de ses vertiges, de ses bourdonnements et sa surdité diminua au point qu'il put remplir parfaitement ses fonctions; nous avons eu depuis de ses nouvelles et sa guérison, pour ainsi dire complète, s'est maintenue.

Mme la princesse de Miatteff, de la cour de Russie, vint en octobre 1842, de Saint-Pétersbourg, pour se livrer à mes soins. Elle était excessivement sourde depuis douze ans. Six ans auparavant, elle avait consulté Itard et autres. et leurs remèdes restèrent sans effet. Lorsque je la vis pour la première fois, ses oreilles étaient très-sèches ; on apercevait facilement la membrane du tympan. Elle éprouvait des bourdonnements, des sifflements, des battements et des maux de tête continuels. Le mouvement d'une forte montre appliquée sur le pavillon auriculaire n'était pas entendu ; elle était en outre atteinte d'une phlegmasie chronique des viscères abdominaux. Elle fut soumise au bain d'huile acoustique, aux fumigations aromatiques et à un régime légèrement antiphlogistique, qu'elle suivit très-exactement pendant tout l'hiver, mais sans aucun amendement ; ce fut seulement vers la fin du mois de mars suivant, c'est-à-dire après cinq mois de traitement, qu'elle éprouva un certain mouvement dans une oreille, qui fut suivi d'un soulagement subit avec le retour de l'ouïe ; en faisant dans un des conduits auditifs des injections, il sortit de cette oreille un corps allongé, mince, élastique, d'une couleur blanchâtre, ressemblant à la dépouille d'une guêpe desséchée ; huit jours après le même phénomène se passa à l'autre oreille. Ces deux corps étrangers furent placés dans un flacon pour être conservés dans de l'esprit-de-vin ; Mme de Miatteff emporta ce flacon comme objet de curiosité. Depuis ce moment-là je ne sache pas que son ouïe ait faibli un instant. Voici la lettre qu'elle m'écrivait à cette occasion :

Monsieur le docteur,

J'espère que ma cure, si heureusement commencée ici, ne tardera pas d'avoir en Russie un résultat définitif et radical. Grâce à vos soins, je suis à peu près délivrée d'une surdité qui m'affligeait depuis douze ans. Si vous le permettez, je vous écrirai de Saint-Pétersbourg, et je serai toujours charmée de recevoir vos bons conseils.

Paris, ce 15 avril 1843,

Signé : A.-L.-D. MIATEFF.
Rue de Rivoli, 24.

Autres ;

Au château de Labalme, près Belley (Ain), ce 6 février 1844.

Monsieur le docteur,

Après avoir lu votre ouvrage sur la surdité, je vais vous soumettre quelques observations sur cette infirmité que j'éprouve depuis fort longtemps. D'après votre livre, je devrais conserver encore quelque espoir. Ma surdité a commencé en janvier 1805, à la suite de la coupe de mes cheveux ; quelques heures après, je ressentis un grand froid à la tête avec des douleurs d'oreilles très-vives ; au bout de trois jours elles se terminèrent par une surdité complète ; je fus consulter le célèbre docteur Petit, de Lyon, qui me fit subir un traitement qui me rendit l'ouïe à une seule oreille. J'étais encore content de l'avoir recouvrée ainsi ; je restai donc dans cet état jusqu'en 1836, époque à laquelle je fis une longue course à pied ; comme le temps était froid, arrivé à ma destination, je commis l'imprudence de laisser ma tête découverte pendant plusieurs heures ; la nuit d'après, j'éprouvai comme une espèce de glace, et les douleurs ne tardèrent pas à se renouveler comme en 1805. Dès ce moment, je perdis celle qui m'était restée fidèle ; je consultais de tout côté ; chaque médecin me donnait son remède, que je mettais fidèlement en pratique sans succès : j'avais totalement oublié ceux de M. Petit. Je me bornais à quelques bains de pieds, lorsque j'ai vu sur le *Journal des Villes et des Campagnes* l'annonce de votre ouvrage ; je me suis décidé à vous en demander un exemplaire ; j'y lis qu'il faut traiter les oreilles avec des injections, des fumigations et de l'huile acoustique que vous faites préparer vous-même ; à cet effet, je dois vous faire remarquer que lorsque j'ai voulu pousser des injections dans le conduit auditif au moyen d'une petite seringue, de différentes infusions, mon ouïe a considérablement diminué; je restai même des quinze jours sans entendre.

Il est bon que vous sachiez aussi qu'en 1842 j'ai consulté encore un médecin, qui m'a cautérisé la gorge avec des poudres au moyen d'un tube de verre; l'opération a été faite vingt-quatre fois; il devait continuer encore; à la vingt-cinquième, je me crus atteint de tétanos, étant resté dans mon lit roide comme une barre, sans pouvoir lever ma tête de dessus mon oreille; je me crus étouffé, j'eus des vomissements et des selles considérables, comme si j'avais pris un vomi-purgatif; j'ai cessé ces remèdes. Comme il me faisait gargariser après l'opération, j'éprouvais alors des étourdissements et de fortes douleurs de dents, affreuses, par son acidité; je vous rends compte de tout cela, afin que vous puissiez juger de ma position et me dire ce que vous en pensez; j'éprouve parfois des bourdonnements assez forts dans l'oreille droite.

J'attends votre réponse. Recevez, etc.

Signé : le comte de Cordon, major.

Deuxième lettre du même.

Château de Labalme, 15 mars 1844.

Monsieur le docteur.

J'ai commencé l'usage de votre huile acoustique le 18 février dernier; j'ai cru devoir ajouter au traitement des oreilles des bains de pieds à la farine de moutarde que m'avait ordonnés dans le temps le docteur Petit, de Lyon; je les ai continués jusqu'à ce jour, un le matin et l'autre le soir; ils ont, je crois, facilité la chute des humeurs de la tête. Je dois vous faire remarquer que l'huile acoustique se fait ressentir vivement à la gorge; de plus, l'oreille gauche est devenue très-douloureuse, ce qui me donne de l'inquiétude. Il est bon de vous dire qu'il s'est écoulé par la gorge une quantité de matière muqueuse venant, je crois, du cerveau; deux ou trois heures après, j'ai été plus à mon aise, la tête surtout bien soulagée ; deux jours après, j'ai mieux entendu, mais seulement du côté gauche. Je vous donne tous ces détails pour que vous puissiez mieux apprécier la nature de ma surdité, et me diriger dans le traitement. Mais enfin, il est de fait que l'on s'aperçoit déjà d'un amendement marquant dans mon ouïe, quoique le temps soit bien contraire, car nous sommes toujours sous l'influence du vent du nord qui nous accable. J'ai éprouvé pendant plusieurs jours des craquements dans l'oreille gauche, et en marchant il me semblait ressentir un corps dansant dans son intérieur; ce phénomène va et vient, ce qui m'a beaucoup fatigué. Il me semble aussi, depuis que je fais votre traitement, que je suis moins triste, et le corps est plus dispos; l'oreille droite est toujours le siége d'un grand bourdonnement, et totalement sourde; j'y éprouve également parfois une espèce d'explosion extraordinaire. La transpiration de la tête est beaucoup plus forte qu'elle ne l'était autrefois; je vous dirai que je la provoque au moyen d'un bonnet à la grecque que j'ai adopté à cet effet, lequel est doublé de flanelle; il me tient beaucoup mieux à la tête que les autres bonnets ordinaires. Mon intention serait de prendre, ce printemps, quelques bains de moutarde: voyez s'ils sont nécessaires. Voilà ma position: guidez-moi, je vous prie, dans le traitement que je dois mettre maintenant en usage.

En attendant votre réponse, je suis, monsieur le docteur, votre, etc.

Signé : le comte de Cordon, major.

Troisième lettre du même.

Château de Labalme, 15 juin 1844.

Monsieur le docteur,

Je suis à la fin de ma dix-septième semaine d'un traitement bien régulier pour mes oreilles; mon ouïe n'est pas encore complète, la gauche entend beaucoup mieux que la droite; il n'y à que quatre à cinq jours que la sécrétion de la cire a commencé à s'établir; j'ai employé en lavage la liqueur que vous m'avez prescrite dans votre lettre du 26 mars dernier;

depuis cette époque, nous avons eu beaucoup de bise à supporter; c'est peut-être ce qui a retardé l'accomplissement de la guérison : je sens toujours l'huile acoustique à la gorge. Enfin, depuis son usage, je n'éprouve plus aucun étourdissement; en passant ma main sur l'oreille droite, j'éprouve un bruissement semblable à celui que l'on produit en frottant sur un parchemin sec; j'entends maintenant de mon oreille droite, qui était tout à fait sourde, le battement de ma montre, seulement depuis huit jours; enfin j'ai éprouvé dans le cours du traitement des variations vraiment extraordinaires. En portant ma montre tantôt sur une oreille, tantôt sur l'autre, et entre les dents, dans certains moments je l'entendais passablement; dans d'autres, je ne l'entendais pas. Enfin, maintenant ma position est tout à fait changée; non-seulement le traitement a opéré sur l'ouïe, mais encore sur tout mon corps. Je fais actuellement des courses assez longues à pied, sans souffrir de la tête; je ne sens pas même le moindre étourdissement, lequel me faisait autrefois chanceler comme un homme ivre; le nez qui ne donnait rien depuis le commencement de la surdité, donne depuis six semaines comme autrefois. Je vous fournis ces détails, et j'espère qu'une nouvelle ordonnance de votre part achèvera l'œuvre si bien commencée. Je vous suis déjà très-reconnaissant du bien que j'éprouve. En attendant, recevez, etc.

Signé : le comte de CORDON, major[1].

L'oreille ainsi affectée ne peut que ralentir ses fonctions, et éprouve par conséquent divers phénomènes que nous venons de signaler; il ne faut donc pas douter que toutes les fois qu'une cause quelconque vient supprimer sa cire, elle passe à l'état de phlegmasie chronique, et que la caisse du tympan n'en est pas toujours exempte d'altérations.

1 J'ai cru devoir rappeler cette correspondance, qui établit une affection chronique de tout l'appareil auditif (otite chronique); il faut que M. le comte soit bien rétabli, puisqu'il ne m'a plus consulté depuis cette dernière.

Autre. M. Mainzer, l'un de nos professeurs de musique les plus distingués, rue des Filles-du-Calvaire, 27, d'un tempérament très-irritable, contracta une surdité presque complète par suite des bains russes; comme ses oreilles étaient tout à fait dépourvues de cérumen, j'en conclus qu'il était atteint d'une phlegmasie chronique de la membrane qui tapisse tout l'appareil auditif, attendu qu'une montre placée entre ses dents n'était nullement entendue; il fut également soumis aux bains acoustiques; voici quel en fut l'effet :

Monsieur le docteur,

Je regarde comme un devoir de vous faire part des heureux résultats que j'ai obtenus de votre traitement.

A la suite des bains russes, je fus frappé de surdité à un très-haut degré; après avoir essayé tous les moyens imaginables, je restais sans espérance et je voyais se resserrer de plus en plus le cercle de mes occupations d'un jour à l'autre.

Il y a dix jours, monsieur, que j'ai commencé l'emploi de l'huile acoustique, et déjà j'ai acquis toute la finesse de l'ouïe. Tout étourdi du bruit qui m'entoure, après un si long silence, je ne veux cependant pas perdre un instant pour vous témoigner ma joie et ma gratitude; j'ai sacrifié toute mon existence à l'étude de la musique; arrivé à une position de pouvoir l'appliquer en faveur d'une classe nombreuse, je me voyais sur le point d'y renoncer à jamais.

Une si prompte guérison, une guérison si inattendue et si complète, mérite toute ma gratitude, et je vous prie, monsieur, de recevoir l'expression de ma considération.

Signé : Joseph MAINZER,
Rue des Filles-du-Calvaire, 2, à Paris.

Observation. Comme la phlegmasie chronique dont était nécessairement atteint M. Mainzer ne datait que d'une époque récente, elle céda de suite au traitement.

Depuis cette époque, ce professeur a repris ses travaux accoutumés, et n'a pas éprouvé la moindre récidive.

Autre. Le jeune Garnier, élève à l'École des Chartes, à Dijon, était, depuis plusieurs années, affecté d'une dysécie des deux oreilles. Dans le courant du mois de janvier 1837, sa surdité augmenta considérablement. Soumis à divers traitements prescrits par les plus habiles médecins de Dijon, ceux-ci restèrent sans effet. Les parents, ayant entendu parler de mes nombreux succès, se décidèrent à m'écrire; les renseignements qu'ils me donnèrent d'abord ne suffisant pas pour ordonner un traitement rationnel, je leur écrivis de me donner des détails sur les maladies qui avaient précédé la surdité, et de me fixer en outre sur l'état externe de l'oreille.

Ayant répondu à ces questions, j'appris que les oreilles ne contenaient pas le moindre atome de matière cérumineuse. Je jugeai le cas extrêmement grave; n'espérant pas même pouvoir obtenir la moindre amélioration, j'écrivis aux parents de ne pas trop y compter; néanmoins je prescrivis un traitement.

Voici quelle fut mon ordonnance :

1° Bains avec huile acoustique dans les oreilles; 2° injections matin et soir avec chlorure liquide d'oxyde de calcium, coupé chaque fois d'une égale quantité d'eau tiède.

Comme le système lymphatique joue très-souvent un grand rôle dans les surdités chez les jeunes gens, j'attaquai également le col, le derrière des oreilles avec la pommade iodurée; ce traitement eut le meilleur résultat; en voici la preuve :

Monsieur le docteur,

En peu de mots, j'ai l'honneur de vous adresser nos remerciements pour l'extrême obligeance que vous avez eue en donnant vos soins à mon frère, élève à l'École des Chartes, à Dijon, et vous exprimer en même temps toute la reconnaissance que nous vous devons. Le traitement exécuté ponctuellement, comme vous l'avez ordonné, a été couronné de succès; vous en serez sans doute surpris vous-même, puisque vous nous laissâtes peu d'espoir de guérison; je puis cependant vous assurer, monsieur, que mon frère possède maintenant l'ouïe dans sa perfection.

Nous vous bénissons mille et mille fois.

Je suis votre très-humble servante,

Dijon, 1er juillet 1837.

Signé : Cécile GARNIER.

Monsieur le docteur,

J'ai trente-trois ans et suis père de trois enfants; attaqué d'une surdité presque complète, suite d'une migraine des plus rebelles, grâce à votre traitement acoustique je suis presque guéri. Plusieurs de mes amis, surpris de ma guérison, me demandent à connaître le remède ou l'auteur d'une pareille cure; vous devinez quelle doit être ma réponse; quand j'ai commencé le traitement, j'étais dans mon lit, malade, accablé en même temps de chagrin; j'aurais peut-être succombé, si le bonheur que j'ai éprouvé en retrouvant l'ouïe n'était venu me délivrer; vous avez rendu un époux à sa femme et un père à ses enfants.

Recevez-en toute ma reconnaissance.

Signé : A. LAIGNEAUN,
Fabricant d'huile à Tournay (Belgique).

Monsieur,

J'ai recommencé mon traitement à l'oreille de laquelle je n'entendais pas le mouvement de ma montre, le 12 septembre dernier; j'ai suivi exactement votre ordonnance, que vous m'avez donnée lorsque j'ai été vous voir dans les premiers jours de septembre; maintenant j'entends assez bien le mouvement de ma montre, mais surtout lorsque je suis couché, etc.

Je vous remercie beaucoup de vos conseils, puisque j'ai éprouvé un bien-être sensible.

J'ai l'honneur, etc.

Signé : EUDEL,
Chef de bataillon en retraite, rue de l'Église,
à Gournay (Seine-Inférieure).

Monsieur le docteur,

Je fais usage de l'huile acoustique que vous m'avez prescrite, et je me sens un peu mieux ; je suis au régime, j'ai pris des bains et je commence à bien entendre de l'oreille droite, etc.

Signé : DUFOUR.
Hôtel de l'Écu de France, à Beauvais.

Monsieur le docteur,

J'ai, jusqu'à ce jour, suivi votre traitement acoustique, et je m'en trouve parfaitement bien ; de presque sourd que j'étais, j'ai maintenant une oreille guérie, mais la gauche est toujours paresseuse : aussi je veux persister pour tâcher de la rendre meilleure, quel est votre avis à ce sujet ?

Agréez, etc.

Signé : DUFOUR.
Hôtel de l'Écu, à Beauvais.

Monsieur le docteur,

Je crois vous faire plaisir en vous faisant part des heureux résultats de votre traitement.

Un magistrat de notre ville, âgé de quatre-vingts ans, ne pouvant plus se présenter au barreau à cause d'une surdité qui lui était survenue tout à coup, fit usage de l'huile acoustique que vous employez avec tant de succès. Dans l'espace de deux mois de traitement il a entendu parfaitement, au point qu'il a repris sa place au tribunal. Étant dans son cabinet, il y a quelque temps, et voyant la difficulté que j'avais à l'entendre, il me fit part de la réussite opérée sur lui-même ; il me conseilla de me mettre en traitement. C'est ce que je fis de suite ;

comme lui, je m'en suis bien trouvé, quoique cependant au commencement du traitement je fusse plus sourd; mais aujourd'hui l'ouïe est devenue bonne, et je puis entretenir une conversation avec le premier venu et à voix basse, etc. Je suis âgé de soixante-treize ans.

Agréez, etc.

Signé : Martin Gilbert, propriétaire,
Rue du Gouvernement, 34, à Saint-Quentin, département de l'Aisne.

Monsieur le docteur,

Un enfant mâle, mon petit-fils, né en 1820, prit la fièvre scarlatine à la fin de mars 1826; cette maladie fut tellement méchante, que les humeurs se portèrent toutes à la tête, d'où il est résulté que, faute de vésicatoires, l'enfant a perdu l'œil droit, et par suite a presque été tout à fait sourd. J'emploie l'huile acoustique que vous m'avez ordonnée depuis la fin d'avril dernier; les deux oreilles alternativement soignées pendant huit jours chaque, cela a donné à l'ouïe une amélioration marquante. Pensez-vous qu' il faille continuer encore pour obtenir une guérison complète, ou faut-il faire autre chose, etc.? Voilà pourquoi je vous supplie de m'indiquer la marche à suivre pour l'obtenir,

Agréez la parfaite considération de votre dévoué et obéissant serviteur,

Signé : Bigot,
Lieutenant-colonel d'artillerie retraité, chevalier de Saint-Louis et de la Légion d'honneur.
Place du Corbeau, 65, à Strasbourg.

Épaubourg, ce 24 mai 1842.

Monsieur le docteur,

J'éprouve le besoin de demander votre avis sur la marche à suivre dans le traitement des oreilles avec l'huile acoustique; j'ai commencé par l'employer il y a environ un mois; une quinzaine de jours après son usage, j'ai senti une petite détonation à la suite de laquelle j'ai cru mieux entendre, le 15 et le 16 le mieux fut sensible; j'ai recommencé dès le lendemain parce que le mieux était moins sensible, et cette semaine je me retrouve comme par le passé, en dépit de plusieurs docteurs de Beauvais avec lesquels je suis en relation d'amitié. Je ne désespère pas, j'attends que le repos de la semaine prochaine amènera encore quelque soulagement; les bourdonnements de mes oreilles datent de loin, je ne pourrais guère fixer l'époque où ils ont commencé.

En différentes circonstances, ils ont pris un caractère plus grave, etc.

J'attends donc avec impatience l'effet de votre traitement.

Recevez, etc. *Signé:* LEGRAND,

Curé d'Épaubourg (Oise).

Deuxième lettre du même.

Monsieur le docteur,

J'ai négligé de vous faire part du succès que j'ai obtenu à l'aide de l'huile acoustique que vous m'avez prescrite; je me le reproche. Comme j'ai eu l'honneur de vous le dire, au quinzième jour j'avais compris qu'il y avait du mieux; sur votre avis j'ai continué; à ma grande satisfaction, maintenant je me trouve dans mon état naturel. Le petit bruit n'a pas tout à fait disparu, mais il ne m'empêche pas d'entendre.

Recevez, monsieur le docteur, l'assurance de mon respect et de toute ma reconnaissance.

Épaubourg, 25 août 1842.

Signé: LEGRAND, curé.

Marseille, 10 février 1844.

Monsieur le docteur,

Je suis né en 1811, en Italie; mon père était militaire; j'ai été jusqu'à l'âge de 19 ans presque toujours malade; en 1829, une humeur se porta sur un œil que je faillis perdre; enfin, grâce à un habile oculiste, je fus guéri; environ un mois après la disparition du mal de l'œil, l'opposé fut atteint, mais plus légèrement. Je pris encore plusieurs purgatifs, et j'en fus délivré; depuis lors la vue est excellente; mais quelque temps après cette dernière guérison, je m'aperçus d'un peu de surdité; on me traita avec des vésicatoires, qui restèrent sans effet. Cependant je n'étais que légèrement sourd de l'oreille gauche; m'étant marié en 1832, six mois après j'eus un accès de migraine terrible, qui me dura près de vingt jours et sans décesser un instant; les douleurs étaient si atroces que je ne pouvais dormir ni nuit ni jour. Après avoir lu votre ouvrage, j'ai été convaincu que je ne m'étais pas trompé sur l'existence de cette cruelle maladie. La surdité n'avait cependant pas empiré; mais dans le courant de février, je me lavais la tête avec de l'eau froide, parce que je l'avais très-lourde : j'avais des vertiges comme un homme ivre, je l'attribuais au sang qui s'y était porté pour avoir mal dormi ayant la tête trop basse; quelques jours après je m'aperçus que je n'entendais rien; j'éprouvais un bourdonnement considérable qui ne m'a plus quitté, et l'oreille droite qui était restée la meilleure resta complétement sourde; depuis cette dernière époque, le mal de tête ne m'avait plus quitté; à la vérité, la douleur n'était pas très-forte, mais continuelle : j'avais fini par m'y habituer; la surdité se dissipa un peu à l'oreille gauche; elle variait suivant le caprice du temps : lorspue j'étais échauffé par le travail ou par la marche, alors, si on me parlait, je n'entendais plus rien; mais, après un peu de repos, l'ouïe revenait un peu. J'ai remarqué aussi que, lorsque je me mouchais, quoique souvent il ne sortît rien du nez, l'ouïe devenait meilleure. J'ai pris plusieurs bains de pieds, j'ai consulté les meilleurs médecins de cette ville, tous m'ont ordonné des vésicatoires; mais le docteur Ducros jeune m'a fait, en 1840, plusieurs injections à la gorge qui restèrent aussi sans effet. Enfin, je lus dans le *Siècle* l'annonce de votre brochure, que je fis venir; je suis resté pendant quelque temps indécis sur la mise en usage de *votre traitement*. Mais au mois d'août dernier, je finis par me décider. Je commençai les deux pansements comme vous le prescrivez, huit jours à chaque oreille. Quinze jours après, l'ouïe commença à devenir meilleure. A la fin de novembre, l'oreille gauche entendait bien; puis, voyant le cérumen qui se formait devenu d'un beau jaune gluant, je ne fis plus rien à cette oreille; je me bornai donc à soigner la droite, qui était complétement sourde. Ayant continué le traitement jusqu'à présent à cette oreille, je n'ai encore pu obtenir d'amélioration, mais la gauche reste bonne ; les maux de tête sont tout à fait dissipés par l'effet du traitement.

Je me suis décidé à vous écrire pour savoir ce que je dois ajouter au traitement. En attendant votre réponse, j'ai l'honneur d'être, etc.

Signé : RAYBAUD, coiffeur,
Rue du Grand-Puits, 13.

Lettre de M. Juge de Solognac de Beaulieu, ancien maire de Clermont-Ferrand, département du Puy-de-Dôme, adressée à M. Aubergier, pharmacien à Clermont-Ferrand.

Monsieur,

Vous avez invité toutes les personnes qui ont pris chez vous de l'huile acoustique à en faire connaître les effets. Je vais avoir l'honneur de vous faire part de ceux que j'en ai éprouvés.

Peut-être est-il bon que je vous accuse mon âge : j'ai soixante-quinze ans. Peut-être aussi est-il à propos que j'entre dans quelques observations préliminaires sur ma surdité.

Depuis quelque temps je m'apercevais que j'avais les oreilles très-obscures. J'en parlai, il y a environ un an, à M. le docteur Bonnabaud, qui jugea, sur mon récit, que ma surdité pouvait avoir pour cause un rhumatisme sur la tête, qui est entièrement chauve. Il me conseilla beaucoup de chaleur, une perruque, ou tout au moins un faux toupet. Je lui fis mention de l'huile acoustique prescrite par le docteur Mène-Maurice; il me dit seulement la connaître par les journaux de médecine qui en faisaient l'éloge, et la déclaraient dans tous les cas inoffensive

Je me décidai à acheter un flacon, que j'ai bien gardé six mois sans oser y toucher; cependant mes oreilles empiraient, principalement la gauche, et souvent toutes les deux ne rendaient pas plus de son qu'une botte de foin. Je m'adressai à une dame, aussi obligeante que charitable, pour la prier de consulter un de ses parents, médecin à Paris, sur l'usage qu'il pouvait avoir prescrit de cette huile acoustique ordonnée par le docteur Mène. La réponse ne se fit pas attendre. « Ce remède, écrivait-il, est dans la classe des excitants, et peut produire de bons effets dans le cas où la surdité est produite par un défaut de sécrétion dans le canal auditif externe, ou par le relâchement de la membrane du tympan. On peut, je crois, en essayer l'usage sans inconvénient, surtout avec la précaution de s'arrêter s'il survenait de la douleur et une inflammation à l'oreille, qui pourrait se communiquer à l'intérieur si on persistait à user de ce remède.

« Si la surdité est produite par la paralysie du nerf acoustique, ce moyen, comme tous les autres, ne produira aucun effet. »

Toutes mes indécisions furent terminées par cette lettre, et le 14 mars dernier je commençai la pratique de cette huile par l'oreille gauche, comme la plus infirme. Le 23, j'attaquai la droite; le 31, je retournai à la gauche et je m'y suis arrêté pendant près de deux mois sans éprouver aucun soulagement.

Mon flacon pouvait encore suffire au besoin de cinq à six soirées, mais j'y renonçai par découragement, et je me résignai à ne plus entendre que de l'oreille droite, qui, souvent, par le brouillard ou le froid, m'avait été infidèle. Quelle fut ma surprise, monsieur, lorsque, sur la fin de mai, je sentis quelque mouvement dans l'oreille gauche, où il se faisait parfois un petit bruit, comme un petit vent qui se dégage! Je soupçonne le retour de l'ouïe, je ferme l'oreille droite, néanmoins j'entends bien distinctement les sons et les paroles. Je garde mon secret, et de moi-même je reviens à l'huile acoustique, dans l'espoir que quelques prises de plus vont consolider ma guérison. Après deux soirées, je soumets mon oreille à l'épreuve, elle m'est tout à fait contraire...

Je cesse entièrement. Huit ou dix jours après, j'éprouve la même dilatation, le même petit bruit que la première fois, un peu de chaleur en dedans et en dehors. Je bouche avec soin l'oreille droite, et par la gauche j'entends de nouveau tout ce qui se fait et tout ce qui se dit autour de moi. Depuis ce moment, plus d'interruption dans le service de mon organe; il me semble que, à peu de chose près, mon ouïe est revenue.

Ainsi s'est vérifié ce qui est annoncé dans l'ordonnance, que c'est quelquefois au bout de deux mois que se déclare le bon effet du remède.

Ma lettre est longue, peut-être trop détaillée; cependant, en général, les parties intéressées ne s'en plaignent pas, parce qu'elles cherchent à rencontrer dans les maux des autres des analogies avec les leurs. Je désire de tout mon cœur que mon expérience personnelle rassure les timides et détermine les incertains.

J'ai l'honneur d'être, avec une parfaite considération, monsieur, votre très-humble et très-obéissant serviteur.

Signé : Juge de Solognac.

P. S. J'ai différé jusqu'à ce jour l'envoi de ma lettre, pour me donner le temps de bien constater l'utilité de l'huile acoustique, et je persiste dans ma foi à son efficacité, puisque mes oreilles ont résisté à l'humidité et à l'impétuosité des vents qui nous désolent.

Lettre de Mme Charrault, directrice des postes à Saint-Amand-Montrond.

A M. Deschamps, pharmacien à Bourges.

Monsieur,

Les personnes qui vous ont appris que j'avais été guérie par l'huile acoustique prescrite par le docteur Mène-Maurice, de Paris, ne vous ont point induit en erreur. Il est très-vrai que j'ai fait prendre chez vous un flacon de cette huile, qui m'a produit un tel soulagement, qu'après vingt-cinq jours de traitement, une entière surdité que j'avais depuis douze ans a totalement disparu, sans que j'aie éprouvé aucune souffrance.

Signé : V. D. Charrault.

Lettre de M. Casteing, propriétaire à Boulac, près Castel-Sarrasin (Tarn-et-Garonne).

A M. Ferrier père, négociant à Toulouse.

Monsieur,

Je dois vous témoigner ma reconnaissance pour m'avoir conseillé de faire usage de l'huile acoustique prescrite par le docteur Mène. de Paris. Ma surdité, qui était devenue presque complète, depuis le commencement de 1830, a été combattue par cette huile avec le plus grand succès. Mon ouïe est devenue aussi bonne qu'elle a jamais été, j'en suis surpris moi-même. Vous apprendrez, je l'espère, cette nouvelle avec satisfaction. Dans cette attente, je vous prie de me croire

Votre tout dévoué,

Signé : Casteing.

Lettre de M. Masson, avocat de Lectoure (Gers), père du sous-préfet de cette ville.

Monsieur le docteur,

Je suis resté sourd pendant trois ans de mes deux oreilles, au point que je fus obligé de quitter le barreau. J'éprouvais aussi dans mes oreilles un bruit semblable à une espèce d'harmonie, et un tintement continuel, surtout quand je secouais la tête. J'ai fait votre traitement, en suivant régulièrement votre ordonnance; j'ai retrouvé le moyen d'entendre pour faire la conversation et entendre bien ceux qui me parlent. J'ai à remercier le ciel de ce bienfait, à l'aide de l'huile acoustique. Il me reste cependant encore un peu de bruit dans les oreilles; je désire savoir de vous si je dois continuer encore le traitement indiqué dans votre ordonnance, ou si je dois suspendre pendant quelque temps; un mot de réponse me suffira, et je me conformerai à ce que vous me prescrirez.

J'ai l'honneur, etc.

Signé : Masson père,
Avocat.

Monsieur le docteur,

Ma femme, ayant pris dans le temps des fraîcheurs à la tête, devint ensuite sourde, avec complication de bourdonnements, de sifflements et d'étourdissements qui ne lui laissaient pas un jour de repos. D'après votre avis, elle a fait usage de l'huile acoustique, qui a très-bien opéré : l'ouïe, à peu de chose près, est revenue, mais les bourdonnements ne sont pas tout à fait dissipés ; je vous prie de vouloir bien nous dire s'il faut continuer le traitement et s'il y a espoir de la débarrasser définitivement du bruit qu'elle éprouve encore dans la tête.

Dans l'attente, j'ai l'honneur d'être, etc.

Signé : VAICLE,
Adjoint au maire de Pontorson (Manche).

P. S. J'oubliais de vous dire que nous avons envoyé votre brochure à une personne de nos amis, à Saint-Malo, qui l'a communiquée à des sourds qui ont fait le traitement avec succès, entre autres M. le capitaine Voisin, de long cours, lequel depuis vingt ans n'entendait plus ; depuis qu'il a fait usage de l'huile acoustique, il a recouvré parfaitement l'ouïe.

Lettre de M. Debrette, inspecteur de la régie d'enregistrement, à Mont luçon (Allier), adressée à M. Aubertot, maître de forges, et membre du comité consultatif des fabriques de France, officier de la Légion d'honneur, à Vierzon.

Mon cher Monsieur,

Comme vous le savez, j'étais presque totalement sourd ; depuis longtemps j'avais renoncé à toute espèce de traitement, lorsqu'un de mes amis, aussi atteint de cette infirmité, vint m'apprendre sa guérison, et me dit la devoir à l'huile acoustique que lui avait prescrite le docteur Mène-Maurice, de Paris. Je n'ai pas balancé un instant à en faire usage, à la vérité un peu longtemps, mais non infructueusement, puisque dans ce moment je suis parfaitement guéri : c'est vraiment un miracle.

Signé : DEBRETTE.

Note envoyée par M. Peschier, professeur de chimie à Genève.

Une ouvrière âgée de quarante ans, née de parents qui n'étaient pas sourds, fut atteinte, il y a environ seize ans, d'un catarrhe qu'on ne soigna pas, et qui lui laissa de violentes douleurs dans la tête; il survint, après, une fièvre maligne; dès lors la surdité augmenta considérablement. Au bout de quelques années, elle n'entendit plus rien de l'oreille droite; il se manifesta aussi de la faiblesse dans la tête, et quelquefois de l'embarras dans les idées : la surdité devint ensuite complète à l'oreille gauche. Elle a fait votre traitement avec l'huile acoustique. Au bout de quelques mois de son emploi, l'ouïe s'est améliorée, la malade a pu entendre le son des cloches étant dans sa chambre; à présent elle entend assez bien les personnes qui lui parlent. Elle a retiré de l'oreille droite quelques fragments de peaux mortes, mais cette oreille est devenue douloureuse en dedans; l'oreille opposée a aussi participé à cette sensibilité, mais à un faible degré : on a cessé le traitement à cause de la douleur. Faut-il continuer ou attendre quelques jours avant de reprendre? Veuillez avoir la bonté de me répondre de suite; on suivra votre avis.

Votre dévoué, *Signé :* PESCHIER.

Lettre de M. le baron de Ribbeck de Horst (Prusse).

Monsieur,

C'est avec bien du plaisir que je puis vous donner aujourd'hui l'assurance que le traitement prescrit par le docteur Mène-Maurice a produit un effet très-salutaire sur mon ouïe. L'oreille droite a recouvré la même faculté d'entendre qu'elle avait avant que j'eusse le malheur de la perdre; les bourdonnements continuels qui m'empêchaient d'entendre ont presque totalement disparu. Cette dernière amélioration n'a eu lieu qu'après quatre mois de traitement; cependant l'ouïe paraissait vouloir revenir au bout de deux mois, mais les bourdonnements revenaient toujours. Dans ce moment-ci, l'ouïe est très-bonne, les bourdonnements ont cessé.

Signé : le baron de RIBBECK.

Lettre de M. Massignac, négociant, Calvestraat, 165, à Amsterdam, du 30 juin 1832.

Monsieur le docteur,

Vous ignorez sans doute que plusieurs personnes, atteintes de surdité dans notre ville, vous doivent leur guérison, parmi lesquelles une demoiselle âgée de vingt-quatre ans, sourde depuis l'âge de deux ans. Les parents avaient essayé tous les remèdes imaginables, et consulté les médecins les plus habiles de la Hollande sans pouvoir obtenir la moindre amélioration. Votre prescription seule a donné l'ouïe à cette jeune personne; je suis chargé de vous témoigner la reconnaissance de toute la famille. Veuillez, je vous prie, l'accueillir comme si elle vous était exprimée par elle-même. Elle se serait empressée de le faire, si elle avait su le français. Je me suis fait un vrai plaisir d'être son interprète.

Lettre de M. le baron de Winkell, premier inspecteur des forêts, à Rosbach (Bavière), adressée à M. de Christophe Ch. Bourcard, négociant, à Bâle.

Monsieur,

Je suis âgé de soixante-neuf ans : j'étais sourd depuis plusieurs années; j'avais consulté un grand nombre de savants médecins d'Allemagne; leur prescription n'a jamais porté la moindre amélioration à mon infirmité. M. de Christophe Bourcard, négociant à Bâle, me conseilla de consulter le docteur Mène-Maurice, de Paris. Sur les renseignements qui me furent donnés, je m'empressai de faire prendre sa consultation; le traitement que ce médecin me prescrivit a bien réussi. Maintenant je puis me livrer à la musique, particulièrement au piano, que j'aime beaucoup, mais j'avais été obligé d'y renoncer, faute d'entendre les sons harmonieux; je me trouve bien heureux d'avoir pu me débarrasser de cette infirmité qui me rendait mélancolique, et souvent la vie me paraissait à charge.

Signé : Baron de WINKELL.

Deuxième lettre de M. Peschier, de Genève, membre de plusieurs Académies et Sociétés savantes de l'Europe.

(Surdité très-invétérée.)

Monsieur le docteur,

J'ai fait usage de l'huile acoustique que vous m'avez ordonnée ; je suis enchanté de vous dire qu'elle m'a rendu l'ouïe que j'avais perdue complétement depuis dix-huit ans; d'une oreille, j'entends ce qu'on me dit à voix basse ; et l'autre oreille, dont la surdité augmentait graduellement, a acquis aussi une sensibilité telle, que j'entends tout ce que l'on dit loin de moi. Quand je porte la main à l'oreille et que je parle, il me semble que j'élève la voix. Il y a tout lieu de croire, d'après ce changement si avantageux, que mon ouïe restera très-bonne ; dans le cas contraire, j'aurai l'honneur de vous l'écrire.

Recevez donc, monsienr le docteur, ma reconnaissance et mon sincère dévouement.

Signé : Peschier.

Lettre de M. le baron d'Œrtzen, chambellan et gentilhomme du grand-duc de Mecklembourg-Strélitz.

Monsieur,

Il y a environ dix-huit ans que j'avais éprouvé les symptômes d'une surdité qui s'était accrue au point que je n'entendais plus rien. Cette infirmité s'est présentée à la suite d'une fièvre scarlatine nerveuse ; j'ai voulu faire usage du traitement du docteur Mène-Maurice de Paris contre la surdité. Au quatorzième jour de son emploi, j'ai commencé à m'en trouver bien : au bout de six semaines, l'ouïe s'est perfectionnée au point que j'entends aussi bien que tout homme sain. Il est cependant encore de certains moments où l'organe auditif est faible : je l'attribue aux nerfs de l'acoustique, étant trop irrités. Serait-il prudent de suspendre ou de continuer l'huile acoustique? Je dois observer qu'elle ne me cause pas la moindre *douleur* aux oreilles : je demande encore l'avis du docteur Mène pour fixer la marche que j'ai à suivre.

Recevez, Monsieur, l'assurance, etc.

Signé : J. VAN d'OERTZEN,
Chambellan et gentilhomme du grand-duc
de Mecklembourg-Strélitz.

Vriss Birmingham Gazette.
Atherstone, near Birmingham.

Sir,

Allow me to assure you of my gratitude for the benefit I have received from the acoustic oil of doctor Mène-Maurice, of Paris. I had been deaf for upwards of thirty years, now in my 76th year, and I am happy to say, from the assistance I have had from this acoustic oil, my hearing is almost perfectly restored.

Your's, etc.

Signed : WM. HARLINGTON LAGOE.

To M. P. Mills, merchant, Birmingham, 58, Edgbaston-Street.

Traduction.—Gazette de Birmingham (Angleterre).

Atherstone, près Birmigham.

Monsieur,

Je m'empresse de vous témoigner ma gratitude ponr m'avoir conseillé de faire usage de l'huile acoustique prescrite par le docteur Mène-Maurice, de Paris. J'étais presque tout à fait sourd depuis plus de trente ans, et quoique âgé de soixante-seize, je suis parfaitement guéri de cette infirmité, par l'effet de l'huile acoustique; je crois devoir rendre cette cure publique, etc.

Signé : WM. HARLINGTON LAGOE,

A M. Mills, négociant, rue Edgbaston, 58, à Birmingham.

M. Vachetel, propriétaire à Bougival, près Saint-Germain-en-Laye, âgé d'environ cinquante-cinq ans, doué d'une forte constitution, sans avoir éprouvé aucune maladie, fut ateint insensiblement d'une légère surdité accompagnée de bourdonnements, de sifflements des deux oreilles. Cet état ayant durée pendant l'espace de quatre à cinq ans, dans le courant de l'année 1847 sa position empira. Il consulta plusieurs médecins : tous s'accordèrent sur la nécessité d'établir un séton à la nuque. Ayant entendu parler de mon procédé simple, il vint me trouver. L'examen de ses oreilles prouva que tous les symptômes auxquels il était en proie dépendaient de la sécheresse du conduit auditif. Je lui prescrivis, pour traitement, l'usage de l'huile acoustique, des injections avec une légère infusion de fleurs d'arnica et de jusquiame, une pincée de chaque dans trois verres d'eau; il fit également quelques fumigations qu'il dirigea aux deux oreilles avec la vapeur de cette eau. Ce traitement régulier, fait pendant trois à quatre mois, ramena la sécrétion cérémineuse, et, par suite, l'ouïe se rétablit. Depuis cette époque, il n'a plus éprouvé aucun symptôme de surdité ni de bourdonnements.

MM. Lempireur père et fils, maîtres de poste à Orsay (Seine-et-Oise), éprouvant l'un et l'autre, depuis nombre d'années, une surdité presque complète, qu'ils croyaient être de famille, vinrent me consulter dans le courant de l'année 1837. Je trouvai leurs oreilles totalement dépourvues de cérumen. M'étant assuré que cette affection n'avait pour cause aucune maladie antérieure, puisqu'il avaient toujours joui d'une bonne santé, je les soumis au traitement acoustique simple pendant quatre à cinq mois; l'ouïe s'est rétablie en même temps que la sécrétion cérumineuse, et ils continuent à jouir d'une ouïe parfaite.

Exemple de surdité incomplète occasionnée aussi par la sécheresse de l'oreille, et traitée primitivement sans succès par la trompe d'Eustache, les sétons, les moxas et les cautères.

Mme Élisa Gigaud, musicienne, rue Notre-Dame, 22, à Reims, âgée d'environ cinquante-deux ans, atteinte d'une dysécie avancée depuis l'âge de dix à douze ans, traitée par plusieurs médecins et à des époques différentes, n'a jamais pu éprouver le moindre soulagement ; au contraire, d'après sa lettre reproduite en entier, elle faillit en *mourir*. Le mois d'octobre dernier, elle m'écrivit ce qui suit :

Reims, le 28 octobre 1839.

Monsieur,

Ayant lu votre brochure sur la surdité, j'ai été convaincue que celle qui m'afflige était produite par une cause externe ; ce motif m'a fait penser que je pourrais obtenir quelque soulagement en mettant votre traitement en usage, et je commençai le 7 juin dernier ; voilà bientôt cinq mois que j'ai éprouvé de l'amélioration, mais la variété en est si singulière que c'est la raison qui me détermine à vous prier de m'aider de vos conseils pour suivre votre traitement, que j'ai fait jusqu'à ce jour avec toute la patience, la persévérance et la régularité possibles.

Dès le vingt-huitième jour, je fus frappée d'entendre distinctement (tout ce que l'on me disait d'une voix ordinaire) de mon oreille gauche. J'ai éprouvé un véritable bonheur, mais il fut de courte durée, car deux jours après je n'entendis plus aussi bien ; depuis lors j'ai toujours éprouvé de grandes variations, tantôt bien, tantôt mal ; enfin j'étais parvenue, il y a quatre semaines, à entendre très-distinctement de mes deux oreilles le mouvement de ma montre que je n'avais plus entendu depuis nombre d'année ; j'avais donc lieu d'espérer d'être bientôt au terme de ma guérison, ayant éprouvé ce bienfait (si je puis m'exprimer ainsi) pendant la durée de trois semaines, et tous les jours un peu mieux, car j'entendais le battement de ma montre tout près de mes oreilles, sans être obligée de l'appuyer dessus ; mais depuis huit jours tout a changé ; avec beaucoup de peine et en tournant la montre de tous les côtés, à peine puis-je distinguer quelques sons. Je ne me rebute cependant pas, Monsieur, j'ai beaucoup de persévérance, mais je crois que je dois ajouter au traitement simple, soit les fumigations avec l'entonnoir à long tube, soit la pommade appliquée sur les régions du col ; ma surdité, dont je vais vous indiquer l'origine, a toujours été accompagnée de sifflements, de bourdonnements, de chutes d'eau, de détonations, de tintements, et enfin de toutes espèces de bruits ; depuis le commencement du traitement, ces bruits sont devenus beaucoup moins forts du côté gauche ; et du côté droit, au contraire, ils sont toujours restés les mêmes. Veuillez donc, Monsieur, m'aider de vos conseils : je les suivrai très-exactement. Je dois encore vous faire observer que j'éprouve de fortes démangeaisons à la tête, qui produisent de petits boutons, que je mets à sang à force de me gratter ; mais jamais ils ne suppurent ; ils sèchent, puis il s'en forme d'autres.

La surdité commença à se faire sentir à l'âge de onze ans. Je commençai par perdre l'ouïe à l'oreille gauche sans avoir pu savoir de quelle manière. J'en parlai à mes parents, qui ne voulurent pas y ajouter foi, malgré tout ce que je pouvais leur en dire ; entendant parfaitement de l'oreille droite, je m'en consolai, et pris tellement l'habitude d'ouïr de cette dernière, que je ne faisais plus attention à la gauche ; *au contraire, il me semblait que la bonne était devenue plus fine.*

A vingt-huit ans, un rhume de cerveau très-violent, suivi de sifflements et de bourdonnements, me priva de l'ouïe entièrement ; en me mouchant un peu fort, je sentais un petit claquement dans l'oreille droite ; dès lors, les sifflements, les bourdonnements n'ont jamais cessé. J'habitais alors la Suisse allemande ; j'avais pour médecin un homme à grande réputation, qui, cependant, se trompa sur la nature de mon infirmité. Je nourrissais mon premier enfant : c'était en 1815, dans le moment où les alliés étaient en France ; il prétendait que la révolution que j'en avais éprouvée était la cause accidentelle de ma surdité ; que c'était en outre mon lait remonté dans ma tête ; enfin il m'appliqua des vésicatoires derrière les oreilles qui restèrent sans effet ; il me fit aussi des injections aux deux oreilles pendant une quinzaine de jours ; il me médicamenta sans succès ; il travailla mes nerfs, mais encore sans aucun résultat satisfaisant. J'en consultai d'autres : l'un me magnétisa pendant sept ou huit mois, l'autre me fit des saignées tous les mois. Ventouses, sangsues, sétons, tout fut mis en usage : bref, monsieur, tous ces Esculapes ruinèrent ma santé, dont je n'avais jamais pour ainsi dire eu à me plaindre, et me rendirent tellement faible, que je n'avais plus que le souffle. Je renonçai aux médecins et à leurs drogues.

En 1827, je revins à Paris, et fus consulter M. D***. Après m'avoir fait horriblement souffrir en me faisant passer des sondes par les narines, il voulut ajouter à ce traitement un séton à la nuque et m'appliquer des ventouses derrière les oreilles. Je ne pus m'y décider, ayant encore le souvenir de ce que tous les médecins de la Suisse m'avaient fait souffrir ; et je renonçai au traitement de M. D***, décidée à ne plus rien entreprendre, et à garder comme tant d'autres ma malheureuse infirmité, etc. ; enfin, monsieur, j'espère, et même je suis convaincue de finir de me guérir à l'aide de vos conseils, parce que j'entends mieux maintenant ; mais il est des jours où mes oreilles deviennent plus ou moins obscures, surtout depuis trois jours.

Je dois vous faire observer que lorque j'ai commencé le traitement d'une oreille, après huit jours de repos, les injections amènent de petites peaux. Je dois aussi vous dire que, depuis l'origine de ma surdité, j'ai toujours eu absence totale du cérumen dans mes oreilles. Je regrette beaucoup de n'avoir pas entendu parler de votre traitement et de vos admirables cures pendant mon séjour de sept ans à Paris, de 1827 à 1834, époque à laquelle je suis venue me fixer à Reims ; j'aurais pu alors, monsieur, vous consulter, et probablement aujourd'hui je serais guérie radicalement. Étant dans l'impossibilité de venir à Paris, je prends la liberté de vous écrire pour vous entretenir de mes doléances, dans l'espérance que vous voudrez bien me lire et m'aider de vos conseils.

J'ai l'honneur, etc. *Signé :* Élisa Gigaud

Rue Notre-Dame, à Reims.

Autre. Étant à Liége en 1848, M. Deleau, notaire à Ensival, près Spa, vint me consulter pour une surdité presque complète qu'il éprouvait au moins depuis vingt-cinq ans. Il me rapporta que les médecins belges prétendaient que son infirmité était nerveuse, et qu'ils jugeaient qu'aucun moyen n'était susceptible d'y apporter la moindre amélioration. La surdité s'était déclarée sans avoir été précédée d'aucune douleur, mais il l'attribuait à des coups d'air, etc. Ses oreilles ne renfermaient que des débris d'épiderme, et une espèce de poussière qui lui occasionnaient des bourdonnements et beaucoup de démangeaisons. Une montre, placée sur le pavillon auriculaire, n'était nullement entendue. Prescription : pansement aux oreilles avec l'huile acoustique, huit jours l'une, injection tous les matins avec du chlorure de chaux préparé comme il suit :

Chlorure de calcium	64 grammes.
Eau commune	1 litre.

Le tout mêlé ensemble, la liqueur étant filtrée et gardée dans une bouteille bouchée ; on avait le soin d'y ajouter chaque fois une égale quantité d'eau tiède. Il lui fut aussi prescrit des fumigations aromatiques. Ce traitement, fait pendant cinq à six mois, a rétabli le cérumen, et la surdité a tout à fait disparu. Depuis cette époque M. Deleau n'a pas eu de récidive.

Autre. M. Dupont, maître cordonnier à Ham, près Charleroy, atteint depuis plus de quinze ans d'une surdité presque complète, survenue par cause de sécheresse du conduit auditif, occasionnée par des rêtropulsions de transpirations, surtout celle de la tête compliquée de tintements, de bourdonnements, etc., se soumit également, à la fin de 1848, à un traitement acoustique et à des fumigations aromatiques, qu'il avait soin de diriger dans la bouche, seulement tous les deux jours, le soir, avant le bain acoustique. Peu à peu le cérumen reparut, et l'ouïe se rétablit.

OBSERVATION.

Les documents que j'ai fournis jusqu'ici intéressent vivement le corps médical comme les patients. Ils éclairent le diagnostic des affections du cerveau et de l'oreille ; parce que la médecine ordinaire a regardé jusqu'à présent la surdité qui est accompagnée de sécheresse du conduit auditif comme étant purement nerveuse et incurable. elle n'a pas non plus distingué le cérumen sécrété par l'oreille malade de celui de l'oreille saine, ce qui fit que le célèbre sir Astley Cooper, de Londres, se méprit au point d'attribuer cette sécheresse à la surdité ; mais comme les moyens que je mets en usage pour la traiter commencent par amener le rétablissement de la matière cérumineuse d'une couleur jaune et visqueuse, et que la surdité et les phénomènes qui l'accompagnent se dissipent après, il reste prouvé que cet habile praticien s'est trompé : il avait pris l'effet pour la cause. L'on conçoit qu'en commettant de pareilles erreurs on doit rarement appliquer des traitements qui puissent réussir.

Otalgie.

On nomme ainsi une douleur d'oreille qui reconnaît souvent pour cause l'effet de l'odontalgie (*douleur de dents*), ou de toute autre qui réagit sur l'oreille ; elle est aussi produite par la présence d'un corps étranger dans le conduit auriculaire, tel qu'un noyau de cerise, etc. M. le professeur Andral a observé que cette douleur alternait avec une névralgie sciatique; on l'a également vue se montrer après la disparition d'une affection rhumatismale; enfin, lorsqu'on n'a pu découvrir aucune altération sensible dans le conduit auditif, on l'a rangée dans la classe des névroses, et on en a établi le siége soit dans la fibre nerveuse qui rampe à la caisse du tympan, soit dans la portion du nerf facial qui parcourt l'aqueduc dit de Fallope, soit enfin dans les nombreux filaments du nerf acoustique. Quant à nous, nous n'admettons pas ce système, parce qu'il n'est pas conforme au résultat de nos recherches. En effet, voici ce que nous avons *vu* constamment : suppression plus ou moins forte de la sécrétion cérumineuse, ou surabondance de cette matière; mais, dans ce dernier cas, elle était dépourvue de sa partie glutineuse, et sa couleur altérée, d'un jaune trouble et sale (voyez la gravure n° 2, 4e et 5e ronds). Nous considérons donc alors qu'il existe une irritation assez forte dans le parenchyme glandulaire de l'oreille, c'est-à-dire un commencement d'inflammation nommé par Broussais *subinflammation;* c'est par conséquent le premier symptôme de l'otite aiguë, capable de produire un engorgement plus ou moins fort, qui, par sa nature, offense les houppes nerveuses des nerfs de l'appareil auditif; lequel, en outre, donne lieu aux douleurs qui constituent l'otalgie, et, comme la nature travaille constamment à sa conservation, les glandes finissent par se dégager spontanément. Le cérumen qui séjournait dans leur parenchyme est excrété en abondance; alors les douleurs disparaissent, à moins qu'elles ne soient symptomatiques : lorsqu'au contraire l'excrétion ne s'opère pas, l'engorgement glandulaire augmente, pour passer à l'état inflammatoire, qui s'étend dans la membrane de toute la cavité auditive, pour constituer l'otite. Son traitement est le même que *celui de l'otite*, à moins que ces douleurs ne soient occasionnées par la présence dans l'oreille d'un corps étranger qu'il *faut* s'empresser d'enlever.

MALADIES DE L'OREILLE MOYENNE.

Certains auteurs ont distingué un grand nombre de maladies de l'oreille moyenne ; d'autres ont traité de certaines affections, hypothétiques comme diagnostic, telles que les vices de conformation des osselets de l'ouïe, les ossifications de la fenêtre ronde, les hydropisies de la caisse du tambour, la carie et l'ankylose des osselets. Beaucoup ont confondu les affections de l'oreille moyenne avec celles de l'oreille interne, tels que Saissy. Le docteur Kramer a mieux classé les maladies de l'oreille moyenne, il ne détaille que celles qui reconnaissent pour cause l'inflammation aiguë de la caisse du tambour et de la trompe d'Eustache. Il sépare seulement peut-être trop les affections de chacune de ces parties.

Quant à nous, nous ne décrirons que deux espèces de maladies de l'oreille moyenne, nous basant uniquement sur le caractère soit aigu, soit chronique de l'affection. Nous étudierons d'abord l'otite aiguë interne, qui comprend les abcès de la caisse du tambour et de l'apophyse mastoïde; nous passerons ensuite à la description de l'otite interne chronique, comprenant non-seulement l'inflammation chronique de la membrane muqueuse de la caisse du tambour et de la trompe d'Eustache, mais encore le catarrhe de l'oreille moyenne et l'otorrhée, provenant des caries osseuses des parties profondes de l'organe.

Otite aiguë interne.

Sous le nom d'otite aiguë interne, on comprend l'inflammation du tissu muqueux et du périoste de la caisse du tambour, ainsi que les abcès qui s'y développent. Cette maladie est la plus grave de toutes les affections d'oreilles, parce que l'inflammation s'étend souvent aux méninges, au cerveau, ou aux parties osseuses de l'organe de l'ouïe.

Les lésions anatomo-pathologiques qu'on observe varient : tantôt la membrane muqueuse de la caisse du tambour et de la trompe d'Eustache est injectée, boursouflée, rouge ou ulcérée ; les canaux demi-circulaires ainsi que la cavité du vestibule peuvent être remplis de matière sanieuse et purulente. Si le pus s'est fait jour à travers la membrane du tympan, celle-ci est perforée et quelquefois a disparu complétement : il n'est pas rare, dans ces cas, de trouver les osselets de l'ouïe détachés, libres, cariés, ou même de les voir entraînés dans la suppuration. Les os sont souvent cariés en un ou plusieurs points. La carie la plus fréquente est celle de l'apophyse mastoïde qu'on trouve pour ainsi dire vermoulue et baignée par le pus. La suppuration peut se faire jour au dehors et donner lieu à un abcès sous la peau qui recouvre l'apophyse mastoïde. La carie peut aussi attaquer le rocher au voisinage des canaux demi-circulaires. On observe quelquefois aussi des lésions des méninges ou du cerveau. La dure-mère peut être noirâtre, séparée de l'os et la partie correspondante du cerveau, ramollie, ou devenue le siége d'un abcès.

Les symptômes de l'otite aiguë interne sont toujours violents, mais leur gravité dépend de la lésion qui existe dans les différentes parties de l'oreille moyenne. Le malade, après avoir éprouvé pendant deux ou trois jours quelques symptômes généraux, tels que légers accès de fièvre, ampleur du pouls, perte d'appétit, soif vive, langue blanche, bouche amère, nausées, vomissements, constipation, perte de sommeil, céphalalgie violente, se plaint de douleurs vives dans la partie profonde d'une seule oreille, très-rarement dans les deux. Ces douleurs sont piquantes, déchirantes, aiguës, lancinantes; elles s'étendent jusqu'au pharynx; elles augmentent par la déglutition, par la toux, l'éternument, le bâillement, et surtout par la mastication. Elles s'irradient souvent à travers les tempes vers le cerveau et l'occiput. Les parties voisines de l'oreille se tuméfient fréquemment; l'œil du côté malade est douloureux à la lumière, sensible à l'attouchement et larmoyant. La surdité est intense, les bourdonnements continus.

L'exploration du conduit auditif externe, qui au début de la maladie ne révèle qu'une sensibilité assez marquée des parois du conduit, démontre un peu plus tard une augmentation et une perversion du cérumen; celui-ci devient plus liquide, roussâtre ou brunâtre. La membrane du tympan, d'abord intacte, ne tarde pas, dans la plupart des cas, à éprouver une tension en dehors, en même temps qu'elle devient rouge, injectée et sensible. Puis souvent elle se perfore; et, par l'ouverture plus ou moins large, s'écoule un liquide purulent qui sort par le conduit auditif externe.

Toutes les fois qu'il existe un liquide en assez grande quantité dans l'oreille moyenne, principalement dans l'otite aiguë interne, on peut, suivant M. le docteur Ménière, entendre en appliquant l'oreille contre celle du malade, un véritable râle muqueux ou même un gargouillement manifeste. Le pus s'écoule rarement par la trompe d'Eustache, parce que, dans la majorité des cas, celle-ci est le siége d'une inflammation qui rétrécit ou même obstrue son canal; cependant, quand la sortie du liquide a lieu par la trompe d'Eustache, on voit le malade rejeter par la bouche une quantité plus ou moins considérable de matière puriforme.

Dans les cas où l'apophyse mastoïde est malade, il apparaît sur la peau qui recouvre cette éminence un point d'un rouge obscur et livide, qui devient fluctuant, s'ouvre et laisse échapper un liquide purulent, mêlé de sang et de petites esquilles; il y a alors un abcès osseux, compliqué de carie d'une partie ou de la totalité de l'apophyse mastoïde, qui peut être entièrement vermoulue.

Dans les cas les plus redoutables, les symptômes inflammatoires, après être restés quelques jours stationnaires, diminuent peu à peu après la sortie du pus; la fièvre tombe; la céphalalgie, les douleurs d'oreilles sont moins intenses, les bourdonnements moins forts et la surdité un peu moins manifeste, et la maladie passe à l'état chronique.

Quand, au contraire, les désordres s'étendent aux méninges et au cerveau, les symptômes inflammatoires augmentent d'intensité; il survient des convulsions, du délire; les douleurs deviennent plus sourdes, plus profondes; le malade rêvasse, est étranger à ce qui se passe autour de lui; il tombe dans un coma qui se termine par la mort.

Le diagnostic de cette affection est facile; on ne la confondra avec aucune autre; en effet, des symptômes violents d'inflammation dans les parties profondes de l'oreille, sans lésions manifestes du conduit auditif externe, suivis au bout de quelques jours d'un écoulement qui perfore la membrane du tympan et vient sortir par le conduit auditif externe, ne laisseront aucun doute sur la maladie; de plus, l'abcès mastoïdien, qui accompagne souvent les otites aiguës internes, confirmera le diagnostic.

Le pronostic est toujours défavorable; car, même si les désordres se limitent, et si les accidents disparaissent après la sortie du pus par l'oreille externe, il survient une inflammation chronique des glandes cérumineuses, et, de plus; il reste une perforation du tympan avec un écoulement otorrhéique, provenant d'une inflammation chronique de la caisse du tambour.

Dans tous les cas, la membrane muqueuse qui tapisse les parois de la trompe d'Eustache, ainsi que celle qui revêt les régions pharyngienne et nasale s'affectent, et il en résulte une altération permanente de l'ouïe dont le résultat consiste en une surdité accompagnée de bourdonnements, migraines, diminution de l'odorat, sécheresse de la gorge, etc. Certains auteurs ont observé que cette maladie, déclarée chez de jeunes enfants, était l'origine d'une surdi-mutité très-prononcée. Le pronostic est encore plus grave, quand on a acquis la certitude d'une carie osseuse. Cette carie peut, il est vrai, se limiter, guérir même par la nécrose des parties cariées; mais elle peut aussi gagner l'apophyse mastoïde, le rocher, et devenir une affection très-difficile à guérir. Enfin, quand la maladie s'est étendue aux méninges et au cerveau, le malade est voué infailliblement à la mort.

La durée de l'otite aiguë interne varie : si les désordres sont peu graves, l'affection peut durer de trois à huit jours; d'autres fois, elle se prolonge pendant un mois. Souvent elle passe à l'état chronique.

Les causes sont très-obscures : quelquefois la maladie provient d'un refroidissement; dans d'autres cas, elle est due à l'extension à l'oreille moyenne d'une inflammation aiguë de l'oreille externe; elle peut survenir aussi à la suite d'une chute, d'une commotion violente; mais presque toujours la cause est inconnue. On peut dire d'une manière générale que l'intensité de la maladie s'accroît par les tempéraments lymphatiques scrofuleux, ou bien par les vices tuberculeux et syphilitique.

TRAITEMENT.

L'otite interne aiguë doit être combattue par un traitement essentiellement antiphlogistique ; aussi les saignées générales, les sangsues autour de l'oreille et de l'apophyse mastoïde, en nombre proportionné aux forces du malade et à l'intensité de l'affection, devront être employées à plusieurs reprises. On versera plusieurs fois par jour dans le conduit auditif de l'huile d'amande douce chaude, ou du lait chaud ; on fera dans le conduit, plusieurs fois par jour, des injections de décoction de tête de pavot. La région auriculaire sera couverte de cataplasmes émollients ; on insistera sur des révulsifs, tels que les sinapismes, le calomel à dose fractionnée ; on donnera des boissons acidules et rafraîchissantes.

C'est dans les cas où la membrane du tympan est repoussée par le pus vers le conduit auditif externe, qu'on a proposé la perforation de cette membrane pour faciliter la sortie du liquide au dehors et empêcher la formation d'un abcès dans l'apophyse mastoïde. Cette perforation a lieu au moyen d'un petit trois-quarts, le fond du conduit étant parfaitement éclairé, afin que l'opérateur agisse avec sûreté. Itard a beaucoup insisté sur la perforation de la membrane du tympan, dans les cas d'otites purulentes. Il faisait généralement suivre cette opération d'injections aqueuses dans l'oreille moyenne. Du reste, outre les cas d'inflammation aiguë, cette opération fut préconisée comme moyen curatif de la surdité, surtout dans les épaississements de la membrane du tympan; aussi Callisin, Chéselden, Portal et A. Cooper, la pratiquèrent-ils dans l'espoir de guérir leurs malades, espoir qui ne fut pas suivi de succès.

Quant à nous, nous regardons cette opération comme complétement inutile, si on l'envisage comme moyen curatif de la surdité; nous croyons toutefois qu'on doit la pratiquer dans certains cas, tels que les abcès de l'oreille moyenne ou otite interne aiguë, parce qu'alors il faut frayer au dehors une issue au pus; elle est aussi utile dans les épanchements considérables de sang dans la caisse du tambour, à la suite des chutes et des commotions violentes. A part ces cas, nous croyons qu'elle est non-seulement inutile, mais qu'elle peut même être dangereuse : car si, dans la majorité des cas, la perforation de la membrane du tympan n'est suivie d'aucun accident, il est cependant des exemples de symptômes très-graves, survenus à la suite de cette opération, comme Hubert Valleroux en a cité des exemples; on l'a même vue déterminer des symptômes de tétanos, et, de plus, il est presque impossible que le contact de l'air extérieur avec l'oreille moyenne n'amène pas une inflammation chronique de la membrane muqueuse de la caisse du tambour.

Dans les cas où il s'est développé un abcès dans les cellules de l'apophyse mastoïde et où cet abcès devient sous-cutané, il est nécessaire de pratiquer le trépan de l'apophyse mastoïde. Cette opération fut d'abord proposée par Vésale, puis peu de temps après par Riolan, après qu'il eut découvert que les cellules mastoïdes communiquaient avec la caisse du tympan. Duverney insista aussi sur cette opération, et il cita Deymier qui dilatait l'ouverture de l'abcès au moyen d'une éponge préparée. J.-L. Petit, Martin et Morand rapportent que si on laisse l'ouverture de l'abcès se fermer, le pus s'écoule par la trompe d'Eustache. Jasser, Fiedlitz, adoptèrent le trépan de l'apophyse mastoïde, non-seulement pour faciliter l'écoulement du pus dans les abcès de cette apophyse, mais encore pour guérir la surdité. Cette opération fut en honneur jusqu'au moment où on apprit que Bergier, premier médecin du roi de Danemark, venait de succomber à la suite du trépan de l'apophyse mastoïde. A partir de cette époque, cette opération fut complétement abandonnée, et on la pratique rarement de nos jours, parce qu'on sait que la communication des cellules mastoïdes avec la caisse du tambour permet à la suppuration de s'accumuler dans cette caisse et de sortir par l'oreille externe, après avoir perforé la membrane du tympan. Il est cependant des cas où cette opération doit être pratiquée, surtout si l'abcès mastoïdien devient sous-cutané et volumineux.

Toutes les fois que les douleurs s'étendent dans les fosses nasales et surtout dans le pharynx, il sera bon de faire pratiquer deux ou trois fois par jour des fumigations émollientes par la bouche avec les décoctions de têtes de pavot, de fleurs de mauve, de fleurs de sureau, etc.

Comme moyens spéciaux à employer, si l'inflammation s'étend aux méninges et au cerveau, il en est peu d'utiles et le médecin jugera d'après les symptômes ce qu'il y aura à faire pour diminuer les douleurs, car il n'est aucun moyen curatif réel; le malade succombe toujours au bout d'un temps très-limité.

Otite chronique interne (Phlegmasie chronique interne).

Nous comprenons sous ce nom toutes les inflammations chroniques qui existent dans l'oreille moyenne, et nous pensons qu'on peut les diviser en trois groupes : 1° Inflammation chronique sèche ; 2° inflammation chronique catarrhale; 3° inflammation chronique avec lésion osseuse. Nous croyons qu'on doit en même temps étudier dans ce chapitre l'état dans lequel se trouvent les membranes muqueuses des régions pharyngienne et nasale; car on peut dire d'une manière générale que les inflammations chroniques de l'oreille moyenne sont toujours compliquées de lésions du côté du pharynx et des fosses nasales. Souvent ces dernières sont l'origine de la phlegmasie chronique interne, et, si celle-ci est bornée à l'oreille moyenne, ce n'est que dans des cas très-légers et très-rares.

Otite chronique interne sèche. — Cette maladie, qui se présente fréquemment dans la pratique, consiste dans l'inflammation chronique de la membrane muqueuse qui tapisse la caisse du tambour et la trompe d'Eustache. Cette inflammation, qui ne produit aucun écoulement catarrhal, s'étend toujours dans les membranes muqueuses des régions pharyngienne et nasale; souvent même elle atteint les gencives et les glandes salivaires.

L'état anatomo-pathologique de la caisse du tambour et de la trompe d'Eustache, quoique soustrait à la vue, se reconnaît parfaitement, soit au moyen du cathétérisme, soit même par le simple mouvement qu'on fait faire au malade et qui consiste à fermer le nez ainsi que la bouche et à expirer fortement. Dans l'état normal, ou quand le conduit auditif étant malade la caisse du tambour et la trompe d'Eustache restent intactes, le passage de l'air qui se fait dans l'oreille moyenne, par le moyen du cathétérisme ou d'une forte expiration, détermine, par son choc contre la membrane du tympan, un bruit de claqnement caractéristique et qui ne manque jamais. Dans l'otite chronique, au contraire, le cathétérisme ou l'expiration ne produit aucun bruit ou bien seulement un bruit très-faible, par suite de la difficulté qu'éprouve l'air à passer dans la trompe d'Eustache tuméfiée, rétrécie ou obstruée. Kramer nie que l'expiration pratiquée, comme le conseillait Itard, soit utile. En notre particulier, nous nous sommes toujours très-bien trouvé de l'application de ce moyen. Lentin, pour connaître l'état de la trompe et de la caisse, faisait coucher le malade, la tête appuyée sur une table; il remplissait d'eau le conduit auditif externe du côté malade, et faisant fermer le nez et la bouche, faisait pratiquer une forte expiration. Si le niveau du liquide variait, il en concluait à l'intégrité de l'oreille moyenne. Si, au contraire, l'eau restait immobile, il pensait que la trompe d'Eustache et la caisse du tambour étaient affectées. Ce procédé, bon en théorie, ne prouve rien en pratique, car il est, pour ainsi dire, impossible de ne pas bouger la tête en expirant fortement, et, par contre, de ne pas faire de cette façon varier le niveau du liquide.

Le calibre de la trompe d'Eustache est toujours rétréci par suite de l'inflammation chroniqne de la membrane muqueuse qui la tapisse. Cette inflammation a pour résultat une tuméfaction qui constitue souvent un véritable rétrécissement permanent et quelquefois même une obstruction de ce canal, mais sans production du liquide catarrhal. C'est dans le double but de connaître le degré de rétrécissement de la trompe et de le combattre, que le docteur Kramer a inventé sa corde à boyau, qu'il introduit dans la trompe d'Eustache au moyen du cathétérisme, et qu'il laisse ensuite à demeure dans ce canal. On a observé des cas dans lesquels l'orifice pharyngien de la trompe était véritablement oblitéré, et c'est dans ces cas que Saissy a tenté de perforer la partie obstruée en y enfonçant un stylet conduit à travers le cathéter. Ce procédé n'est pas applicable, à cause de l'incertitude du diagnostic. Il en est de même du moyen proposé par Th. Perrin, qui conseillait de cautériser l'oblitération de la trompe d'Eustache. Dans les cas de cette nature, on doit abandonner l'oblitération à elle-même.

Si on examine les membranes muqueuses des régions gutturale et pharyngienne, on voit que celles qui tapissent le palais, la luette, les piliers, les amygdales et la région postérieure du pharynx, sont d'un rouge plus ou moins vif, quelquefois violacé. L'injection des vaisseaux capillaires est très-manifeste, le tissu des amygdales est dans certains cas hypertrophié, au point qu'elles ont doublé de volume ; d'autrefois ces parties sont atrophiées.

La luette, quelquefois plus petite, est presque toujours plus longue, pendante et quelquefois touche la base de la langue. Si l'affection auditive a succédé à une angine syphilitique, on découvre sur le voile du palais, sur la luette ou sur les amygdales, des ulcérations coupées à pic, grisâtres et offrant tous les caractères des ulcérations spécifiques. Les gencives peuvent subir aussi une altération : elles sont boursouflées et saignent facilement ; les dents peu solides se couvrent alors de tartre, et les glandes salivaires donnent une sécrétion plus grande qu'à l'état normal. On ne peut savoir dans quel état se trouve la membrane muqueuse des fosses nasales et des sinus frontaux ; mais d'après les symptômes qui se manifestent de ce côté, on peut en conclure que l'inflammation siége aussi dans la membrane muqueuse qui la tapisse. Jusqu'à ces derniers temps, on n'avait pu examiner la gorge et les parois postérieures du pharynx ; mais le laryngoscope inventé dernièrement par M. Zermach de Pesth, et qui consiste en un miroir bien éclairé appliqué contre la base de la langue, permet de connaître exactement l'état dans lequel se trouvent ses parties.

Quant au conduit auditif externe, il doit être examiné avec soin. M. Kramer pense qu'il n'est affecté que très-rarement et que, dans la majorité des cas, il reste dans l'état normal. Quant à nous, nous l'avons vu presque toujours être très-sec, plus au moins rétréci et couvert, surtout à l'entrée, de pellicules nombreuses. Dans un grand nombre de cas, le cérumen a complétement disparu. Lorsqu'il existe, il est très-foncé, brunâtre ou noirâtre, grumeleux, dur, ou quelquefois forme des amas plus ou moins volumineux. Dans d'autres circonstances, le conduit auditif est le siége d'une eczéma chronique. La membrane du tympan est presque toujours opaque, d'un blanc mat et quelquefois manifestement épaissie; chez d'autres malades, elle offre des injections partielles, surtout au niveau de l'insertion du manche du marteau.

Les symptômes qu'on observe dans l'otite interne chronique et sèche sont les suivants; le malade a continuellement la tète lourde, embarrassée, il souffre au-devant du front d'une douleur qui correspond aux sinus frontaux. Cette douleur sourde, profonde, donne la sensation d'une sorte de barre qui souvent s'étend au pourtour des orbites et aux fosses temporales. Il existe à la racine du nez un serrement intérieur plus ou moins prononcé. Dans certains cas, le malade souffre au niveau de l'occiput.

Les maux de tète, continus, s'exaspèrent fréquemment sous l'influence de la moindre cause ; les accès de migraine aiguë sont fréquents. On observe aussi des éblouissements accompagnés de vertiges : ceux-ci se manifestent surtout pendant la marche, et le malade est souvent forcé de s'arrêter pour ne pas tomber. Il lui passe une sorte de nuage devant les yeux, ce qui fait qu'il a de la peine à fixer les objets.

Chez ces malades, on trouve, dans la majorité des cas, une diminution de l'odorat, en même temps que de la sécrétion de la muqueuse nasale; les malades mouchent peu et rarement. Ils ont un véritable enchifrènement; dans quelques circonstances, il existe un développement exagéré de l'odorat; les malades ont de la peine à supporter les odeurs les plus faibles; presque toutes les impressionnent d'une manière désagréable. Cette susceptibilité de l'odorat coïncide, dans la majorité des cas, avec une hypersécrétion de la muqueuse nasale, soit que cette hypersécrétion soit l'état physiologique, soit que, ce qui est le plus fréquent, elle provienne d'un coryza aigu qui, chez certains malades, se manifeste alors sous l'influence de la moindre cause. Quelquefois le canal nasal étant aussi affecté, les larmes coulent facilement sur la joue, par suite de la diminution du calibre de ce conduit.

Presque tous les malades aussi accusent, surtout le matin, une sécheresse très-grande de la gorge; ils sont obligés de faire des efforts pour avaler leur salive, et ramènent avec difficulté quelques mucosités. Cette gêne est quelquefois continuelle, et on observe alors une légère diminution du goût, ainsi qu'un changement dans la voix, qui devient moins sonore.

Mais les deux symptômes les plus importants de l'otite chronique interne sont la surdité et les bourdonnements. La surdité est toujours très-intense : elle survient petit à petit, sans douleur; mais grandit, après être restée pendant plus ou moins longtemps stationnaire.

Si on approche une montre du pavillon de l'oreille, le malade entend moins bien et même, dans la plupart des cas n'en perçoit plus les battements. Si on applique la montre au niveau des fosses temporales, ou bien sur le milieu du front, ou bien encore si on la serre entre les dents, le malade n'entend absolument rien : c'est un symptôme qui est particulier à cette inflammation chronique de l'oreille moyenne, et ce symptôme, on ne le retrouve dans aucune autre maladie de l'organe de l'ouïe. Ce n'est seulement que dans les cas peu intenses que la montre serrée entre les dents s'entend faiblement, et encore faut-il boucher les deux conduits auditifs externes avec les doigts pour que cette perception se manifeste; quant aux bourdonnements, ils existent toujours dès le début de la surdité; quelquefois même ils la précèdent : ils constituent alors un bruissement, d'abord intermittent, léger, mais qui devient peu à peu plus fort, continue et s'exapère par les changements de température, le séjour dans un endroit chaud et par une foule d'autres circonstances. Les bourdonnements prennent d'autres fois le caractère de soufflements; dans ces cas, ils sont très-forts et ressemblent au bruit d'une chute d'eau.

Otite chronique interne catarrhale.—Cette maladie a été aussi nommée engouement muqueux de l'oreille moyenne. Elle peut offrir deux variétés : 1° otite avec production de liquide qui reste dans la caisse du tambour; 2° otite avec production de liquide qui s'écoule dans le conduit auditif externe, après avoir perforé la membrane du tympan.

Si l'engouement muqueux reste dans la caisse du tambour, celle-ci légèrement tuméfiée sécrète un liquide muqueux ou séreux qui remplit petit à petit la caisse. On s'en assure facilement au moyen du cathétérisme de la trompe d'Eustache, suivi d'une insufflation d'air. Dans ce cas, l'air ne parvient à la membrane du tympan qu'après avoir traversé la couche de liquide et fait entendre un bruit de gargouillement manifeste. Cette expérience suffit pour faire constater l'existence d'un engouement muqueux dans la caisse du tambour, surtout si le cathétérisme est suivi d'une amélioration momentanée. Suivant la remarque de M. Menière, la membrane du tympan offre une coloration insolite; rouge d'abord, elle prend ensuite une couleur plombée, puis ardoisée.

Souvent dans les cas d'otite interne catarrhale, on trouve une otorrhée catarrhale du conduit auditif externe et de la membrane du tympan. Il arrive fréquemment alors que celle-ci se perfore et que l'écoulement catarrhal de l'oreille moyenne vient sortir par le conduit auditif externe, où il se mêle avec l'écoulement sécrété par les parois de ce conduit. D'autres fois, le conduit auditif étant sain ou bien très-sec, la membrane du tympan s'affecte de dedans en dehors et se perfore; on observe alors l'écoulement, par l'oreille externe, d'un liquide séreux, jaunâtre, ressemblant à de l'eau trouble, inodore, ou bien légèrement fétide; ce liquide augmente de quantité quand le malade se mouche, tousse ou éternue. L'examen du conduit auditif et le bruissement de l'air qui sort par l'oreille, dans les cas de forte aspiration, le nez et la bouche étant fermés, ne laissent pas de doute sur l'existence de la perforation du tympan. La trompe d'Eustache est toujours légèrement rétrécie et injectée; quant aux membrane muqueuses du pharynx et des fosses nasales, elles offrent les mêmes altérations que dans l'otite chronique interne sèche.

Les symptômes qu'on observe dans cette maladie sont : une surdité qui se développe sans aucune douleur; le malade ressent seulement une plénitude de l'oreille, il lui semble qu'un voile se trouve placé au-devant de l'organe; il ressent des craquements fréquents au fond du conduit auditif externe. La surdité est plus forte dans les temps humides et froids que pendant l'été; elle diminue quand le malade a transpiré abondamment, quand il a beaucoup craché ou mouché. Les bourdonnements sont fréquents, et presque toujours ils offrent le timbre d'un soufflement.

Quand la membrane du tympan est perforée, le liquide

suinte par le conduit auditif externe, et on observe alors les signes de l'otorrhée catarrhale interne que j'ai décrits à l'article *Otorrhée.*

Outre ces symptômes, on note, comme dans l'otite sèche, les migraines, les douleurs de tête, les vertiges, les éblouissements, les étourdissements, le serrement au niveau de la racine du nez, l'enchifrènement, la diminution de l'odorat et de la sécrétion nasale, la diminution du goût et la sécheresse de la gorge.

Otite chronique interne avec lésion osseuse. — Elle consiste dans une carie ou une nécrose d'une des parties profondes de l'organe de l'ouïe, aussi trouve-t-on le rocher, l'apophyse mastoïde, le limaçon ou les osselets, malades ; l'autopsie laisse voir à peu près les mêmes lésions que dans l'otite interne aiguë ; on trouve du pus dans la caisse du tambour, dans le labyrinthe et dans les cellules mastoïdes ; mais ce pus n'est pas de bonne nature, il est sanieux, fétide, grisâtre ou noirâtre, et renferme des parcelles osseuses.

Les parois osseuses plus ou moins altérées sont noirâtres, le rocher est carié et ramolli, les cellules mastoïdes remplies de pus ont subi la même altération. Les osselets de l'ouïe sont détruits en totalité ou en partie ; souvent la portion de la dure-mère qui recouvre le rocher est rouge et détachée de l'os, on peut trouver un épanchement purulent dans le cerveau qui est manifestement ramolli. Le conduit auditif interne est quelquefois rempli de végétations fongueuses, et, quant à la membrane du tympan, elle est perforée ; s'il en reste une portion, cette portion est épaissie et jaunâtre.

Le conduit auditif externe n'est atteint que d'une inflammation chronique des glandes cérumineuses ; il y a donc absence de cérumen ; ses parois sont recouvertes d'une couche de liquide sanieux, séro-purulent, fétide, offrant tous les caractères du pus osseux; quant à la trompe d'Eustache, elle est rétrécie ou obstruée. Les membranes muqueuses des régions pharyngienne et nasale sont affectées d'inflammation chronique.

La maladie succède très-souvent à une otite interne aiguë; aussi, dans ces cas, après avoir observé tous les symptômes de cette dernière maladie, voit-on succéder peu à peu les caractères propres de l'otite chronique, qui consistent alors en un écoulement par le conduit auditif de la matière séro-purulente indiquée plus haut; cette matière, qui provient évidemment de l'oreille moyenne, constitue alors l'otorrhée par carie et en a tous les caractères. Le bruissement de l'air qui sort par le conduit auditif externe, quand le malade se mouche, ne laisse pas de doute sur la perforation du tympan. De plus, souvent apparaît, sur la peau qui recouvre l'apophyse mastoïde, un point d'un rouge obscur, peu douloureux, qui s'agrandit, s'ouvre et laisse échapper une matière sanieuse et fétide; il s'est formé un abcès sous-cutané, entretenu par une carie de l'apophyse mastoïde; aussi l'écoulement purulent qui sort par cet abcès ressemble-t-il exactement à celui qui a lieu par le conduit auditif externe. Si on introduit dans l'abcès un stylet boutonné, on sent non-seulement l'os à nu, mais encore on peut enfoncer l'instrument plus ou moins loin, car la substance osseuse est quelquefois vermoulue.

Dans certains cas où le rocher est altéré, on observe une paralysie faciale du côté malade, quand la lésion occupe l'aqueduc de Fallope et quand le nerf moteur de la face, qui le traverse, se trouve comprimé ou altéré. Il est rare que le ganglion de Gasser soit atteint; dans ce cas, on voit se produire une paralysie de sentiment de la moitié correspondante de la face.

La surdité et les bourdonnements sont intenses : ceux-ci disparaissent quelquefois vers le milieu du cours de la maladie, et c'est surtout dans les cas où la trompe d'Eustache est obstruée. Le malade sent au fond de l'oreille et dans la tête des douleurs, tantôt modérées et sourdes, d'autres fois profondes, il est vrai, mais déchirantes ; ces douleurs s'exaspèrent souvent pendant la nuit ; le froid, l'humidité et la mastication produisent le même effet. On observe en même temps les autres symptômes qui se manifestent dans l'otite chronique sèche et qui tiennent à la lésion des membranes muqueuses pharyngienne et nasale, tels que les migraines, l'enchifrènement, la diminution de l'odorat, la sécheresse de la gorge, la diminution du goût et le changement de la voix.

Quelquefois le liquide vient sortir par la trompe d'Eustache, et le malade rejette par expiration une quantité plus ou moins grande de matière sanieuse et purulente ; cela arrive rarement, mais peut coïncider avec un abcès cérébral qui se vide de cette manière ; quand cet abcès cérébral existe ou bien lorsqu'il y a lésion de la dure-mère, les douleurs deviennent profondes, le malade rêvasse, languit, devient étranger à ce qui l'entoure, tombe dans le coma et meurt.

Cette variété d'otite chronique interne avec carie est quelquefois consécutive à des commotions violentes, à des chutes, à des blessures par armes à feu ; mais, dans d'autres circonstances, elle est primitive et reconnaît presque toujours alors pour cause les diathèses scrofuleuse, tuberculeuse ou syphilitique.

La marche des otites chroniques internes, quel que soit leur caractère propre, est essentiellement chronique ; ces affections ont de plus une durée toujours longue, qui peut être indéfinie, mais dont le temps est quelquefois abrégé par l'issue funeste, dans les cas où il survient une complication du côté des méninges ou du cerveau.

Les causes des otites chroniques sont très-souvent nombreuses : surtout celles qui sont sèches proviennent d'une affection de la gorge, d'une angine, soit simple, soit syphilitique, soit diphthéritique. Plusieurs maladies générales, telles que la rougeole, la scarlatine, la variole et la fièvre typhoïde y donnent lieu ; souvent alors c'est la variété catarrhale qu'on observe, celle-ci peut aussi survenir après les abcès de l'oreille moyenne, les ruptures de la membrane du tympan, par suite d'une détonation violente ou d'une chute dans l'eau. Après la fièvre typhoïde, on rencontre fréquemment l'otite chronique avec lésions osseuses. L'impression du froid, d'un courant d'air ou la chute dans l'eau froide, peuvent y donner lieu ; l'otite chronique, avec altération osseuse, provient aussi, comme nous l'avons déjà dit, des commotions violentes, des blessures par armes à feu et des diathèses scrofuleuse, tuberculeuse et syphilitique. Elle se déclare aussi à la suite des otites externes ou internes aiguës ; quant aux auteurs, comme Avicenne, Bonnet et Itard, qui pensent qu'un abcès cérébral primitif pouvait s'ouvrir dans l'oreille interne, l'enflammer et donner lieu à une otorrhée cérébrale, ils sont dans l'erreur ; car les faits les plus sévèrement observés, surtout par Lallemand, ont prouvé que l'abcès cérébral était toujours consécutif à l'inflammation de l'oreille et à la carie du rocher.

Les otites catarrhales se montrent fréquemment chez les enfants et les adultes. Il en est de même des otites sèches ; quant aux otites avec carie, elles sont rares dans l'enfance et plus fréquentes dans l'âge adulte qu'à toute autre époque de la vie.

Le pronostic est toujours grave, l'otite chronique interne et sèche est beaucoup moins grave que les deux autres; seulement la guérison de la surdité est plus longue et moins facile à obtenir que dans les affections de l'oreille externe, parce que l'inflammation chronique des membranes muqueuses pharyngienne et nasale, qui accompagne toujours ces otites, doit être dissipée avant qu'on songe à la disparition de la surdité.

On doit dire la même chose des otites chroniques internes et catarrhales; de plus, la sécrétion catarrhale est un obstacle qu'il faut faire disparaître et qui augmente la difficulté. On doit dire cependant que ces deux sortes d'otites, bien traitées et pendant longtemps, sont susceptibles, sinon d'une guérison complète, du moins d'une grande amélioration. C'est l'otite chronique avec altération osseuse qui est la plus grave; elle peut, il est vrai, guérir par la nécrose des portions osseuses malades; mais presque toujours, par suite des désorganisations qui se sont produites, elle a pour résultat l'abolition de l'ouïe, et elle peut faire craindre une complication du côté du cerveau, complication qui se termine presque toujours d'une manière funeste.

Diagnostic différentiel.— Les trois variétés d'otites chroniques internes se différencient facilement. Dans l'otite chronique sèche, on ne trouve aucune production de liquide, et le conduit auditif est toujours sec. Dans l'otite chronique catarrhale, quand la membrane du tympan est intacte (ce qui est rare), elle offre une teinte plombée ou gris ardoisé caractéristique, et de plus le cathétérisme de la trompe d'Eustache, suivi d'insufflation d'air, démontre un bruit de gargouillement suivi d'une amélioration instantanée dans l'ouïe, ce qui n'arrive pas dans l'otite sèche, dans laquelle on observe, par le cathétérisme, ni bruit de gargouillement, ni amélioration de l'ouïe. Du reste, dans la majorité des cas, le tympan est perforé, et il sort par le conduit auditif externe un liquide dont la quantité augmente après l'expiration et l'action de se moucher. La perforation du tympan et le liquide catarrhal, ainsi que l'air qu'on peut faire sortir par l'oreille, différencieront facilement alors l'otite chronique catarrhale d'avec l'otite chronique sèche qui ne présente aucun de ces symptômes.

Ce n'est qu'avec une otite catarrhale interne avec perforation du tympan que l'otite chronique avec lésion osseuse peut être confondue. Mais alors le liquide est sanieux, fétide, d'une odeur caractéristique de pus osseux et renferme des parcelles osseuses ou des esquilles, ce qui n'a jamais lieu dans le liquide catarrhal. L'abcès mastoïdien, qui se montre fréquemment dans l'otite osseuse, viendra aussi confimer le diagnostic.

TRAITEMENT.

C'est surtout contre les otites chroniques sèches et catarrhales qu'on a préconisé le cathétérisme de la trompe d'Eustache et les insufflations dans ce canal de douches d'air, d'éther sulfurique, d'éther acétique et d'autres vapeurs ; c'est aussi contre ces affections qu'on a eu recours aux injections de divers liquides dans la trompe d'Eustache, injections portées par le cathétérisme. Pour combattre les rétrécissements de cette trompe, le docteur Kramer a inventé une corde à boyau qu'il introduit et laisse à demeure dans ce canal. D'autres auteurs ont cautérisé la trompe d'Eustache avec le nitrate d'argent. Lentin introduisait une sonde garnie d'une petite éponge ; il la portait derrière le voile du palais jusqu'à l'orifice de la trompe, qu'il frottait à plusieurs reprises avec l'éponge imbibée primitivement d'esprit de savon ou de vin aromatique. Son but était d'enlever les mucosités.

Dans les cas d'accumulation de liquide derrière la membrane du tympan, Itard conseillait la perforation de cette membrane, et ensuite il injectait par cette voie des liquides émollients. La perforation de l'orifice pharyngien de la trompe d'Eustache obstrué fut aussi tentée sans succès par Saissy.

Quant au trépan de l'apophyse mastoïde, il fut mis en usage et est encore employé dans le cas d'abcès de cette apophyse. Le cathétérisme de la trompe d'Eustache étant employé exclusivement par certains chirurgiens, examinons quelle est sa valeur : si beaucoup d'auteurs l'ont préconisé, il en est d'autres qui prétendent que cette opération réussit rarement; d'autres enfin qui pensent que l'introduction de la sonde dans la trompe d'Eustache est impossible.

Sabatier, après avoir inventé un siphon pour sonder l'orifice de la trompe d'Eustache, pensa que cette opération était presque impraticable sur le vivant. Bell exprime une opinion à peu près semblable : « On a proposé, dit-il, dans « les cas de cette obstruction, d'ouvrir le conduit auditif « interne avec l'extrémité d'un stylet obtus et recourbé, « ou même d'y injecter, avec une seringue courbée, un « peu de lait, d'eau ou tout autre fluide doux ; mais, quoique « ceux qui ont une parfaite connaissance de la structure de ces parties puissent, après s'y être fort exercés, « exécuter assez facilement cette opération sur le cadavre, « il n'y a guère lieu d'espérer que l'on en tire jamais aucun « avantage dans la pratique, car l'irritation que produit sur les parties, même dans l'état de santé, l'extrémité « d'un stylet ou d'une seringue est si considérable, « que toutes les tentatives que l'on fait pour l'introduire

« sont fort incertaines ; et la difficulté doit enfin augmen-
« ter quand l'extrémité du conduit est obstruée par une
« maladie. »

Portal est aussi prévenu contre cette opération : « On a « cru, rapporte-t-il, injecter la trompe en la sondant par « la bouche. Waton a le premier écrit sur cette opération ; » on peut voir ce qu'il dit dans les *Transactions philosophiques*, année 1734. Quelques chirurgiens français ont « cherché le moyen de perfectionner cette découverte : « plusieurs ont cru y avoir réussi ; mais malheureusement « les succès n'ont pas répondu à ce qu'ils avaient avancé, « et je regarde leur tentative comme inutile ; il n'est pas « possible d'injecter la trompe d'Eustache soit par la bou- « che, soit par le nez.

Tracy, dans sa thèse inaugurale, soutenue à l'école de Paris, prétend que les injections de la trompe d'Eustache ne peuvent, dans aucun cas, être couronnées de succès. Mais Saissy, qui s'était constitué l'adversaire de cette théorie, se prononce comme il suit :

« Ce défaut de succès tenait plus à l'imperfection des « instruments employés jusqu'à ce jour qu'à la confor- « mation particulière et à la sensibilité des parties qu'ils « devaient parcourir ; c'est cependant à cette même con- « formation, à cette même sensibilité, qu'on a attribué tous « les inconvénients de cette opération qui l'ont fait rejeter « comme un procédé insolite et impraticable. » Et il espérait, à l'aide de son instrument, être parvenu à rendre cette opération facile. Séduits aussi par le cathétérisme de la trompe d'Eustache, ainsi que par les injections, nous avons pratiqué nombre de fois ces injections avec une sonde de notre invention, et dont nous allons donner la définition ; mais nous n'avons obtenu aucun succès.

Cette sonde, à notre avis, a de l'avantage sur les autres,

quoique étant de la même forme et du même diamètre; elle est à double conduit. Un de ces conduits est destiné à porter l'injection, tandis que l'autre reprend le liquide qui a été poussé en premier lieu et le rejette au dehors par une ouverture qui y est pratiquée.

Par ce moyen, le liquide peut entrer et sortir avec la plus grande facilité, et entraîner des concrétions qui ne peuvent trouver une issue lors de l'application des autres sondes, qui ferment hermétiquement l'orifice.

Nous avons aussi employé les douches d'air, et ce n'est que dans les cas d'engouement catarrhal de l'oreille moyenne, sans perforation du tympan, que nous avons obtenu un bon résultat. Malheureusement c'est la lésion la plus rare, et de plus le cathétérisme a l'inconvénient de n'agir que sur la trompe d'Eustache, sans porter son action sur les membranes muqueuses pharyngienne et nasale affectées; de sorte que, même dans les cas où il y a de l'amélioration, cette amélioration ne persiste pas ; en effet, la lésion de la membrane muqueuse regagne bien vite la trompe d'Eustache dès que celle-ci n'est plus soumise au traitement.

A notre avis, comme nous l'avons déjà dit à l'article *Examen de l'oreille*, nous préférons, au cathétérisme de la trompe d'Eustache, les fumigations par la bouche, employées comme il est indiqué. Ces fumigations qui ont l'avantage de se faire sans douleur, tous les jours et par le malade même, agissent à la fois sur l'ensemble des membranes muqueuses affectées, et c'est à elles que sont souvent dues les guérisons que nous obtenons dans des cas où d'autres ont échoué. Nous faisons principalement pratiquer ces fumigations avec la vapeur d'eau, dans laquelle on fait bouillir des fleurs d'arnica, ou bien de la petite sauge, de la mélisse, des feuilles fraîches de frêne, de la citronnelle, du fenouil, du romarin, de l'absinthe, de la rue. Nous employons en même temps des masticatoires qu'on fait broyer entre les dents et garder pendant quelque temps dans la bouche, afin de provoquer une salivation abondante. Les substances qui réussissent le mieux sont les racines de pyrèthre concassées, le cachou et le gingembre.

Il ne faut pas oublier les gargarismes astringents alumineux, ou bien faits avec une décoction d'écorce de chêne ou même avec de l'eau vinaigrée, de façon à agir directement sur la région pharyngienne.

Si le conduit auditif est affecté d'inflammation chronique ou d'otorrhée, nous y joignons l'emploi des moyens indiqués à ces articles. Toutes les fois qu'il y a constipation, on cherche à ramener la liberté du ventre, au moyen d'un régime délayant, herbacé, des pilules d'aloès, de l'ervalenta, de l'emploi de l'huile d'olive à dose d'une cuillerée à bouche, tous les matins à jeun.

Si l'otite est catarrhale et que l'écoulement ait lieu par le conduit auditif externe, on insistera sur les vésicatoires à la nuque, sur les purgatifs fréquemment répétés.

Il en sera de même dans l'otite avec lésion osseuse, mais dans ces cas, on aura soin, en même temps, de donner un régime général variant suivant les causes qui y auront donné lieu. Dans les diathèses tuberculeuse et scrofuleuse, le traitement sera tonique et fortifiant (amers, ferrugineux); dans le vice syphilitique, on insistera sur les préparations mercurielles, sur les dépuratifs, etc.

MALADIES DE L'OREILLE INTERNE.

Elles comprennent les affections du labyrinthe, c'est-à-dire du vestibule, des canaux demi-circulaires, du limaçon, ainsi que des expansions nerveuses qui sont contenues dans ces cavités; de même qu'il est impossible de ne pas admettre que le nerf acoustique joue un grand rôle dans l'acte de l'audition, de même aussi, il y a tout lieu de croire que dans certaines circonstances, ce nerf doit avoir subi une altération. C'est ce qui a fait que beaucoup d'auteurs se sont étendus sur les maladies de l'oreille interne, quoique la situation profonde de ces parties en rende le diagnostic impossible pendant la vie, et même extrêmement difficile après la mort.

Duverney pense qu'il peut se développer dans le labyrinthe des abcès et des caries : Lentin a traité des changements morbides de l'eau de Cotugno qui devient plus épaisse et acre. Frank et Saissy ont adopté son opinion, Saunders admet des épanchements lymphatiques dans le névrilème du nerf auditif. Itard admet que l'eau du labyrinthe peut tarir; beaucoup d'autres auteurs ont décrit ce qu'ils nomment surdité nerveuse. Quant au docteur Kramer, il conclut que *dans aucun ouvrage, il ne se trouve une seule observation de surdité nerveuse qui soit diagnostiquée avec soin et précision, et par conséquent qu'il n'y a pas eu jusqu'à présent de véritable traitement contre cette maladie.*

« Ce qu'il y a de vrai, dit M. Kramer, dans toutes ces
« maladies hypothétiques de l'oreille interne, c'est qu'on
« a rencontré, dans des cas rares, une matière caséeuse
« dans le labyrinthe, une atrophie du nerf acoustique
« avant son entrée dans l'os temporal, une compression

« du nerf faite par des tumeurs, des épanchements du « sang, etc.; mais tous les changements du nerf auditif « dans le labyrinthe même, ainsi que de l'eau de Cotu- « gno, ne sont que des images fantastiques qui ne se fon- « dent sur aucune observation cadavérique. Il est certain « qu'on a trouvé la fenêtre ronde ossifiée, qu'elle a même « manqué; mais comment un médecin praticien admet- « trait-il de pareilles anomalies, qui ne se sont peut-être « présentées qu'une seule fois? Que les anatomo-patho- « logistes conservent de pareilles raretés; mais n'est-il « pas déplorable de voir des praticiens non-seulement « en encombrer un système pathologique, mais encore « chercher à en établir le diagnostic, tandis qu'ils négli- « gent tout à fait celui des maladies les plus réelles, les « plus importantes et les plus fréquentes? Il est certain « que le nerf auditif devient organiquement malade; « mais les changements matériels qu'il éprouve dans ce « cas se soustraient complétement à nos sens et aux « modes d'exploration que nous possédons maintenant. « Le labyrinthe doit aussi être accessible à l'inflammation, « mais ce n'est certainement qu'à la suite de l'extension « de phlogoses primitives de la caisse du tambour et des « parties osseuses qui l'environnent. Les phénomènes « fébriles et inflammatoires du tissu cellulaire de la caisse « sont trop complexes pour qu'on parvienne à distinguer « ce qui peut appartenir à une phlogose du labyrinthe, « de ce qui revient à celle des parties osseuses qui l'en- « tourent. On pourrait par conséquent nous reprocher de « rendre hommage à des distinctions qui ne sont que « théoriques et systématiques, si nous allions établir à « part une inflammation du labyrinthe. La seule maladie « certaine du labyrinthe, c'est-à-dire des expansions « nerveuses qu'il contient, est l'affection dynamique de

« ces parties, qui se montre sous la forme d'un change- « ment d'activité ou d'une surdité nerveuse. On trouve « l'ouïe changée, affaiblie, sans observer aucune anomalie « matérielle dans toute l'étendue de l'organe auditif. On « s'est souvent servi de cette surdité nerveuse pour cou- « vrir l'ignorance dans ces maladies douteuses de l'oreille, « et cet abus l'a rendue tellement suspecte, qu'on paraît « aujourd'hui tomber de préférence dans l'extrémité « opposée, en voulant la nier tout à fait. Mais c'est à tort ; « car, comme l'absence de tout changement matériel « dans l'organe auditif forme la première et la principale « condition de la surdité purement nerveuse, on doit « dénier le droit de se prononeer sur la réalité de cette « maladie à tous ceux qui ne savent pas examiner l'oreille, « et surtout à ceux qui ne savent pas examiner l'oreille « moyenne au moyen du cathétérisme de la trompe d'Eus- « tache ; on ôte ainsi le droit d'émettre une opinion « valable dans cette affaire à tous les médecins anglais « qui se sont occupés des maladies de l'oreille, c'est-à- « dire à Curtis, Stevenson, Wright, Buchanan, Saunders et « Swan, auxquels on peut ajouter Lantin, Beck, Vering, « *J. Frank* et même *Saissy*. — 1° Tantôt il y a excitabilité « exaltée, éréthisme ; 2° tantôt l'excitabilité est, au con- « traire, diminuée : il y a alors un état *torpide*, etc. »

Suivant le docteur Kramer, *on n'observe dans la surdité nerveuse aucune anomalie matérielle dans l'étendue de l'organe auditif*. Il a parfaitement raison d'émettre cette opinion qui, à notre point de vue, est fort juste : seulement M. Kramer ne devrait pas dire que, dans la surdité nerveuse, le conduit auditif est le siége de démangeaisons fréquentes, que la sécrétion cérumineuse diminue, que la peau du conduit se sèche et se desquamme en large lames, et qu'il semble au malade, s'il introduit un cure-oreille, que l'instrument touche un parchemin.

Cette explication ne semble-t-elle pas démontrer plutôt une inflammation chronique des glandes cérumineuses et de la peau du conduit qu'une surdité nerveuse. Il ajoute aussi qu'il a toujours trouvé la membrane du tympan opaque et blanche, et que de plus on observe une faiblesse de l'odorat. Tous les caractères qu'il cite sont de véritables lésions matérielles qui font penser que les malades dont il parle avaient d'autres affections qu'une surdité nerveuse. Il ne dit pas un mot de l'état dans lequel se trouvent les membranes muqueuses nasale et pharyngienne, et la faiblesse de l'odorat, dont il parle, semble faire présumer que ces parties n'étaient pas complétement saines.

Il donne aussi comme symptôme de la surdité nerveuse avec éréthisme le phénomène qui fait que certains malades entendent mieux en voiture, quand on bat le tambour ou bien encore quand on sonne les cloches. Ce phénomène se produit dans un grand nombre de maladies d'oreilles et n'est pas, à cause de cela, particulier à la surdité nerveuse. Quant à nous, nous ne nommons surdité nerveuse que celle qui n'est accompagnée d'aucune lésion appréciable dans l'organe de l'ouïe ; c'est-à-dire que toutes les fois que nous trouvons le conduit auditif et les glandes cérumineuses parfaitement sains, la membrane du tympan intacte, la caisse du tambour et la trompe d'Eustache libres, les régions pharyngienne et nasale, sans aucune altération, et que cependant il existe une surdité plus ou moins intense, nous l'appelons surdité nerveuse. Celle-ci s'accroît petit à petit, sans douleur, accompagnée ou non de bourdonnements : les bruits violents, comme celui qui est produit par une voix perçante, irritent le malade, tandis que les sons forts, mais graves, sont parfaitement entendus.

Cette espèce de surdité varie peu. Les différentes causes, qui d'ordinaire amènent une augmentation dans les symptômes, sont presque sans influence dans cette maladie. Presque toujours elle est due à l'hérédité; d'autres fois, la vieillesse est la cause déterminante; mais, dans la plupart des cas, elle vient à la suite des attaques d'apoplexie ou des ramollissements cérébraux. Alors on note une paralysie plus ou moins prononcée de la moitié de la face correspondant à l'oreille malade, l'œil du même côté est dévié la vue troublée, les lèvres sont tirées du côté sain, la langue a subi la même déviation, les paroles difficiles à prononcer. Le goût et l'odorat ont diminué de finesse, la sensibilité de la moitié de la face est moins grande, il en est de même de l'auricule et du conduit auditif malade. Presque toujours aussi on observe une hémiplégie du même côté, la moitié correspondante du corps est donc frappée d'une paralysie plus ou moins complète.

Le pronostic des surdités nerveuses varie, mais il est toujours défavorable, car la surdité tient à une lésion inconnue du nerf. Aussi les guérisons sont-elles rares; on ne peut guère espérer qu'une amélioration et encore se fait-elle souvent attendre; quant aux surdités qui viennent à la suite des apoplexies ou des ramollissements cérébraux, leur guérison est aussi très-difficile.

TRAITEMENT.

On a employé sans grand succès beaucoup de médicaments contre cette maladie : Cléland ne prescrivait aucun traitement, il abandonnait, disait-il, la surdité nerveuse aux savants de la faculté. Curtis mettait en usage les purgatifs, le calomel, les cantharides, les sangsues. Wright recommande la rhubarbe, le séné, l'aloès et le soufre.

Itard applique le fer chaud sur le processus mastoïde. Kramer vante beaucoup les vapeurs d'éther acétique introduites dans la caisse du tambour. Quelques auteurs ont recommandé les douches froides, d'autres les applications de principes irritants derrière les oreilles : d'autres enfin mettent en usage le galvanisme et l'électricité.

En notre particulier, nous pensons que tous les moyens indiqués peuvent être utiles; mais il est rare qu'ils soient suivis de succès; cependant l'application du fer rouge, l'electricité et même l'éther sulfurique introduit suivant la méthode de Mlle Cléret, peuvent dans certains cas amener de l'amélioration.

Quand la maladie reconnaît pour cause une attaque d'apoplexie, on fera bien de faire frotter la partie de la face malade avec l'extrait de belladone; on insistera sur les frictions derrière l'apophyse mastoïde avec la pommade stibiée, l'huile de croton, etc.; on fera suivre en même temps au malade un régime général et un régime sévère.

Surdités qui proviennent de l'usage de certains médicaments.

On voit quelquefois survenir, à la suite de l'usage de certains médicaments, tels que le sulfate de quinine, les préparations de jusquiame et de datura stramonium, des surdités, tantôt passagères, tantôt persistantes. Il est assez difficile d'expliquer la manière dont se produisent ces surdités; on ne peut que constater les faits. C'est surtout après l'usage du sulfate de quinine à haute dose, dans les fièvres intermittentes graves que ces surdités se manifestent. Elles sont assez intenses, s'accompagnent de bourdonnements, de vertiges et d'étourdissements. Si on examine alors le conduit auditif externe et la membrane du tympan, on le trouve à l'état normal. Il en est de même de la caisse du tambour, de la trompe d'Eustache et des régions pharyngienne et nasale. Les symptômes, après avoir persisté pendant quelque temps, cessent dès qu'on suspend le médicament, se manifestent de nouveau, si le malade en recommence l'usage, et il s'écoule un temps plus ou moins long sans qu'il s'apercoive d'un nouveau changement dans l'ouïe: peut-être alors les phénomènes sont-ils dus à un état de pléthore locale qui reconnaît pour cause le médicament.

Par l'effet d'une température variable, il se manifeste dans les deux oreilles, à un degré différent, des bourdonnements intermittents d'abord, puis ils deviennent continus. La surdité recommence, ainsi que les vertiges, et le malade commence à sentir vers la gorge de la sécheresse, il mouche peu, son odorat diminue, etc. Si on examine alors l'appareil auditif, on voit qu'il présente tous les caractères d'une otite chronique interne sèche s'étendant à l'oreille externe et aux régions pharygienne et nasale. La maladie suit alors la marche de cette dernière affection ses symptômes sont les mêmes et le traitement identique. On aura soin seulement de donner à l'intérieur les préparations, d'iodure de potassium.

Surdité-mutité.

La surdité-mutité, étant toujours le résultat d'une désorganisation ou de l'imperfection de l'appareil auditif, particulièrement du labirinthe, survenue avant la naissance ou dans les premières années de l'enfance, toujours incurable, il n'en sera pas question dans notre ouvrage.

Des cornets acoustiques destinés aux sourds. Leur histoire.

Il est impossible de remonter à l'origine des cornets

acoustiques ; elle date sans doute de celle des porte-voix dont les bergers et les pêcheurs des bords des fleuves commencèrent à se servir pour se faire entendre dans le lointain. Quoi qu'il en soit, depuis des siècles, on s'est appliqué à fabriquer des instruments que l'on adapte aux oreilles pour tâcher de faire entendre les sourds. On donne à ces cornets différentes grandeurs et diverses formes, afin de recueillir de l'atmosphère un plus grand nombre d'ondes sonores que l'oreille naturelle n'en amassepour l'acte de l'audition. L'on confectionne ces instruments avec de la corne de bœuf, des feuilles d'argent et avec des coquillages, d'airain, d'or, de cuivre, de fer-blanc; on les termine tous par un petit tube que l'on place dans l'orifice auditif.

Les inventeurs des cornets acoustiques seraient peut-être parvenus à remplir le but qu'ils s'étaient proposé, si les sourds n'avaient eu à percevoir que des sons forts ; mais il n'en est rien, parce que la plupart d'entre eux éprouvent en même temps des bourdonnements, des tintements, des sifflements d'oreille, des maux de tête et des étourdissements, ou supportent avec peine le son que la forme et la capacité des cornets dénaturent en le transmettant à l'oreille où il produit en même temps une surexcitation qui augmente les symptômes morbides, et, lorsqu'en outre les sourds veulent la braver pour s'habituer à l'usage des cornets, l'état anormal augmente au point qu'au bout de quelques minutes ils n'entendent presque plus rien à voix basse, malgré que les paroles soient prononcées à l'entrée de l'instrument acoustique. Dunker et Itard ont fait leurs efforts pour tâcher d'arriver à modifier les cornets acoustiques, pour corriger le grave inconvénient qu'ils présentent, en y faisant adapter une espèce de chaudron de forme diaphragmatique, dans l'intention de moduler la violence du son ; malgré cela, les ondes sonores n'en deviennent pas plus claires ni moins rudes pour le nerf acoustique : il arrive même très-souvent, suivant l'opinion du docteur Kramer, que le petit nombre de sourds qui paraissent en ressentir quelque peu de soulagement s'exposent à voir leur nerf acoustique affaibli, d'où il résulte une diminution sensible dans l'ouïe ; car chaque fois qu'ils font usage de ces instruments, ils éprouvent de la gêne, de la tension dans l'oreille ; et cette circonstance doit être pour eux un avertissement aussi puissant que l'est l'effet que les lunettes trop fortes produisent aux yeux. Cependant le danger est moindre pour les sourds dont l'affection ne dépend pas d'une faiblesse du nerf acoustique, mais bien d'une désorganisation de l'oreille externe ou moyenne. M. Kramer approuve cependant assez le cornet de Dunker : c'est un tuyau élastique simple, aminci au bout inférieur pour conduire le son dans l'oreille, tandis que l'autre bout est pourvu d'un entonnoir en corne pour permettre à ce fluide de s'introduire dans sa capacité : la mobilité et le diamètre du cornet facilitent la conversation des sourds même avec les personnes éloignées à une certaine distance ; mais il en est aussi qui ne peuvent rien comprendre que quand on parle à voix basse à l'entrée de l'instrument. Ce cornet, continue cet auteur, ne peut servir qu'à entretenir la conversation avec une seule personne à la fois, et les sourds qui y sont réduits sont beaucoup plus rares que ceux qui ne peuvent prendre part à la conversation dans un cercle plus grand ; dans ce dernier cas ils ne peuvent retirer aucun secours ni de l'entonnoir, ni du petit chaudron en métal.

Enfin, lorsque les sourds ont perdu toute sorte de perception du son, on a proposé, comme dernière ressource, pour tâcher de leur faire saisir quelques paroles, d'essayer de conduire le son à travers les os du crâne : il est utile de parler en appuyant les dents sur les os de la tête du sourd. Jorisson a aussi proposé de mettre entre les dents de la personne sourde une tige en bois préparée *ad hoc*, et de faire saisir l'autre bout par les dents de l'interlocuteur, pour que les paroles arrivent à l'appareil auditif à travers le conducteur, les os et les dents du sourd. Itard a perfectionné cet instrument, afin de rendre son emploi plus facile et plus commode : il a substitué à la tige en bois un porte-voix ; il a ensuite fait fendre le bout de la tige de Jorisson pour que l'interlocuteur puisse la saisir convenablement avec sa bouche, de manière que les deux branches qu'elle forme aient un écartement de 3 à 4 centimètres, lesquelles restent en contact avec les dents quand on parle : l'usage de cet instrument est fort incommode, et il est rare qu'il remplisse le but auquel on l'a destiné.

Depuis quelques années, des mécaniciens de la France, de l'Allemagne et de l'Angleterre ont cherché également à modifier les cornets acoustiques, en les réduisant à un petit volume que l'on place dans la conque de l'auricule ; ils sont aussi pourvus d'un chaudron en forme de coquille. J'ai été à même d'observer qu'ils rendaient l'oreille paresseuse, au point de l'affaiblir considérablement dans l'espace de quelques années. Aussi je suis d'avis de ne laisser à demeure dans l'oreille aucun cornet acoustique ; il faut seulement les y placer au moment même où l'on veut entretenir une conversation, et il faut qu'elle ne dure pas trop longtemps ; il est en outre dans l'intérêt des sourds de n'y avoir recours qu'à la dernière extrémité, quand on est forcé de renoncer aux moyens thérapeutiques connus.

Noms et adresses de personnes guéries.

A PARIS.

Premières cures : M. Mouilleron, parfumeur, rue de Seine; sa surdité avait résisté aux traitements primitivement employés. M. Vauvré, rue Phélippeaux, 15. M. Laurent, ancien employé à la cour, faubourg Saint-Honoré, 42. M. le général Robusson, rue de Clichy. M. Daviène, propriétaire, rue des Fossés-Montmartre, 20. Gaudard, rue du Marché-d'Aguesseau, 8. Laniel, même maison. M. Violon, artiste, place de la Bourse, 1. M. Thomas, peintre, rue du Sentier, 15, à peu près rétabli. M. Trabouché, rue Duphot, 23. Mme Passeau, mère de M. Lepasteur, rue Basse-Chaussée-d'Antin, 2. M. Pinson, rentier, Grande-Rue, 122, à Vaugirard. Barri, jardinier, rue Notre-Dame, aussi à Vaugirard. Mme Noblet, propriétaire, rue de Sèvres, à Vaugirard. Mme Marguerie, jardinière, rue Blomet, près l'église, à Vaugirard. Le jeune Sénéchal, chez M. Perrot, ingénieur et inventeur des machines mécaniques nommées *Perrotines*, à l'usine, rue de Sèvres (Vaugirard). M. Perrot lui-même a été également délivré de surdité. La petite Pajot, ses parents blanchisseurs, rue du Transit, près la rue des Tournelles (Vaugirard). M. Bain, propriétaire à Vincennes.

PROVINCE.

La baronne Dubois, à Sens. M. Roire, à Môle, près Versailles. Tacher, curé à la cathédrale de cette dernière ville. Une parente de M. Poujoulat, aussi habitant à Versailles. Delachambre, huissier à Péronne. Mme la comtesse de Réneville, femme de l'ancien sous-secrétaire d'État de France sous le ministère de M. de Villèle. M. le baron d'Harthenez, près Caen. Adam, propriétaire à Évreux. M. Voisin, capitaine retraité à Longcourt, près Saint-Malo. M. Durand, à Montargis; Prudhomme, sacristain dans cette dernière ville. Mme Mélinet, à Sainte-Menehould.

ÉTRANGER.

Moniteur toscan du 3 août 1850 :

Mme la comtesse de Miltz, de Vienne (Autriche) habitant à Florence; M. Moto, négociant à Paroco della Badia, à Candeli, presso Firenze; un suo popolano, Ferdinando Vanuchi, ebanista, a Prato; Pascale Guerri, detto Bellocio, negoziante da legname, sulla piazza del Carmine, à Firenze; tutti sordi da parecchi anni, etc.

ALLEMAGNE.

Le directeur des postes de Hambourg, âgé de soixante-douze ans, sourd depuis vingt ans. M. le baron de Ribbeck, à Horst. Mme Muller, à Raval. M. Ramer, à Fort. M. le baron Joacdem. Mme Meiner, à Landau. M. le conseiller Wollen, à Cologne.

HOLLANDE.

La Haye : Mme la comtesse Wauthier, femme d'honneur de la reine, etc., etc.

ANGLETERRE.

Londres : le général Krack, etc., etc.

Je dois faire observer que toutes ces cures ont été publiées dans les journaux de Paris, d'Allemagne et de la Hollande.

ANATOMIE

Pour faciliter l'étude des maladies dont je viens de parler, j'ai cru devoir dire quelques mots de l'anatomie de l'oreille et décrire succinctement chacune des parties qui la constituent. L'oreille est en partie contenue dans l'épaisseur de l'os temporal et en partie saillante derrière l'articulation temporo-maxillaire. Les anatomistes l'ont divisée en externe, moyenne et interne; je vais donc insister un peu sur chacune de ces divisions.

Oreille externe.

Elle est composée de deux portions bien distinctes : le pavillon et le conduit auditif externe.

Le pavillon, appelé aussi auricule, est cette éminence saillante, occupant de chaque côté la partie latérale de la tête, au-dessous de la tempe, derrière la joue et au-devant de l'apophyse mastoïde. Elle offre une face externe ou antérieure, présentant plusieurs saillies irrégulières qu'on nomme l'*hélix*, sorte de bourrelet qui, commençant au centre de la conque, un peu au-dessus du conduit auditif remonte et suit la courbure du pavillon pour venir disparaître à la partie inférieure en se confondant d'une part en arrière avec le lobule de l'oreille et en continuant d'autre part en avant avec l'*anthélix*, autre saillie qu'on remarque sur cette même face.

Il existe aussi deux autres petits mamelons qu'on nomme *tragus* et *antitragus*, placés vis-à-vis l'un de l'autre au-devant de l'orifice du conduit auditif.

Quant aux dépressions qui existent sur le devant du pavillon de l'oreille ce sont : la *rainure de l'hélix* et la *fosse auriculaire*, toutes deux peu importantes. On en observe une troisième qu'on nomme la *conque;* c'est une cavité profonde, limitée en arrière par l'anthélix, partagée en deux portions inégales par l'hélix, et bornée par le tragus en avant, et en bas par l'antitragus. La portion supérieure de la conque se continue avec la rainure de l'hélix, l'inférieure se confond en dedans avec le conduit auditif.

La face interne ou postérieure du pavillon offre des éminences et des cavités disposées en sens inverse de celles qu'on remarque sur l'externe à l'exception du tragus et de l'antitragus qui n'ont rien qui leur corresponde. La partie inférieure du pavillon a reçu le nom de *lobule;* cette éminence est molle, arrondie, elle termine inférieurement la circonférence de l'oreille et c'est elle qu'on a coutume de percer pour y suspendre des anneaux.

Le pavillon est formé par de la peau qui recouvre un *fibro cartilage;* ce cartilage offre toutes les éminences et les dépressions dont nous avons parlé; au-dessus du tragus il offre une scissure, et on en remarque une seconde entre l'antitragus et les extrémités réunies de l'hélix et de l'anthélix. Ce cartilage se continue en dedans avec le conduit auriculaire, mais en bas il ne se prolonge pas sur le lobule qui n'est formé que de peau et de tissu adipeux.

Le fibro-cartilage est fixé à la tête au moyen de trois ligaments et de muscles. De ces trois ligaments l'un *supérieur*, attaché derrière la partie supérieure de la conque, va se terminer sur l'aponévrose épicranienne : le second, ou *antérieur*, part de la base du tragus pour aller s'attacher à l'aphophyse zygomatique au-dessus de l'articulation temporo-maxillaire.

Le troisième ligament est postérieur, il s'implante d'une part dans la convexité de la conque et, d'autre part, dans base de l'apophyse mastoïde. Les fibres de ces ligaments la sont un peu entremélées avec celles des muscles auriculaires.

Les muscles du pavillon de l'oreille sont entre les muscles auriculaires antérieur, supérieur et postérieur, au nombre de cinq :

Le muscle du tragus, naissant de la base du tragus et se terminant au sommet de cette éminence ;

Le muscle de l'antitragus, occupant l'intervalle qui sépare l'antitragus de l'anthélix ;

Le grand et le petit muscle de l'hélix et le muscle transverse, découvert par Valsalra ; ce dernier, placé derrière le pavillon de l'oreille, naît de la convexité de la conque et va se perdre sur la saillie que forme postérieurement la rainure de l'hélix.

Le conduit auditif externe est ce canal qui, placé entre l'articulation temporo-maxillaire et l'apophyse mastoïde, s'étend depuis le fond de la conque jusqu'à la caisse du tympan dont il est séparé par la membrane du même nom. Chez l'adulte, sa longueur est ordinairement de trois centimètres environ ; sa direction est oblique de dehors en dedans, et d'arrière en avant, il est courbé dans le sens de sa longueur, de façon à être convexe dans sa partie supérieure et concave inférieurement vers son extrémité profonde, il s'élargit après s'être rétréci vers son milieu ; sa courbure très-prononcée chez l'adulte, se redresse chez le vieillard de façon à rendre quelquefois le conduit presque droit. Le calibre du conduit augmente toujours avec l'âge.

Ce canal est formé d'une portion osseuse qui appartient au temporal, et d'une portion cartilagineuse qui est un prolongement du fibro-cartilage de la trompe et sur lequel on trouve des fentes qu'on nomme *incisures de Santorino* ; ces fentes, au nombre de deux, rarement de trois, sont situées près du tragus, et leurs interstices sont remplis de tissu cellulaire fibreux, mêlé quelquefois à des fibres musculaires.

Une portion fibreuse réunit en haut et en arrière les deux bords du fibro-cartilage et complète le conduit dans cet endroit.

Le conduit auditif est tapissé dans toute son étendue par un prolongement de la peau qui revêt le pavillon. Cette peau offre dans la conque la même texture et la même épaisseur que sur l'auricule, mais à mesure qu'elle pénètre vers le fond du conduit, elle devient de plus en plus fine, et, arrivée au niveau de la membrane du tympan, son épiderme la recouvre en formant un cul-de-sac.

Un petit duvet fin tapisse dans presque toute son étendue cette cavité, et, à son origine près de la conque, elle est souvent garnie de poils assez longs.

Les glandes cérumineuses, destinées à sécréter la matière jaunâtre qu'on rencontre dans le conduit auditif, se trouvent dans l'épaisseur du tissu cellulaire, au-dessous de la peau, dans l'endroit ou le fibro-cartilage n'existe point et les canaux excréteurs de ces glandes traversent l'épaisseur de la peau pour venir s'ouvrir à sa surface ; ces glandes ne s'étendent pas au delà des deux tiers dudit conduit. M. Sappey a parfaitement décrit les glandes et les canaux excréteurs dont je viens de parler.

Du cérumen.

On nomme ainsi le liquide sécrété par les glandes cérumineuses. Il est formé, suivant Vauquelin, de mucus albumineux, d'une huile épaisse, semblable à de la résine, d'une matière colorante, de soude et de sous-phosphate de chaux. Il est épais, visqueux et oléagineux, d'un jaune orangé, d'une saveur amère, d'une odeur à la fois légèrement aromatique et âcre, qui se développe surtout lorsqu'on en élève un peu la température. Exposé à l'air il acquiert de la consistance et finit par ressembler à de la cire molle; mis sur des charbons ardents, il se ramollit, entre en fusion, se boursoufle, brunit et se décompose à la manière des substances composées d'oxygène, d'hydrogène, de carbone et d'azote, et en répandant une fumée blanchâtre, ainsi qu'une odeur ammoniacale et empyreumatique; il laisse pour résidu un charbon très-léger. Si on le chauffe légèrement sur du papier, il se fond et le tache comme de l'huile. Lorqu'on l'agite avec de l'eau, il forme une espèce d'émulsion, qui ne tarde pas à se putréfier en déposant des flocons blancs. L'alcool bouillant en dissout environ les deux tiers et laisse l'albumine avec un peu de matière huileuse. Le liquide alcoolique évaporé fournit une masse de couleur orangée, d'une saveur très-amère, ayant une odeur et une consistance analogues à celles de la térébenthine. Le cérumen est également soluble dans l'éther.

Cette analyse du cérumen est tirée de l'ouvrage d'Orfila. Les anciens pensaient que cette matière avait la propriété par son état d'amertume, d'éloigner du conduit auditif les animalcules qui pouvaient en offenser la délicatesse. On sait de nos jours que la fonction du cérumen est de lubrifier les parois du conduit auditif ainsi que la membrane du tympan ; de cette façon, le conduit reste souple ainsi que le tympan qui conserve alors la faculté de vibrer facilement.

Les nombreuses remarques que j'ai été à même de faire sur les effets des maladies dont est susceptible le conduit auditif externe m'ont prouvé que lorsqu'elles étaient de nature à supprimer la sécrétion de cette matière, la membrane du tympan éprouvait un dérangement sensible dans l'acte de ses fonctions ; elle l'éprouvait encore, toutes les fois que cette matière se trouvait mêlée à du pus, ainsi que quand elle se desséchait. Ces faits démontrent assez clairement que la matière cérumineuse a réellement la propriété de donner à la membrane du tympan une souplesse convenable pour accomplir facilement ses fonctions dans l'acte de l'audition.

Membrane du tympan.

Elle est placée entre l'oreille externe et l'oreille moyenne qu'elle sépare l'une de l'autre. Elle fait donc partie, à vrai dire, de la première aussi bien que la seconde. La membrane du tympan offre la figure d'un cercle à convexité intérieure avec une dépression centrale au-dessous de l'insertion du manche du marteau, petit os qui s'attache sur elle et qui, sous l'influence d'un petit muscle qu'on nomme *interne du marteau*, éprouve des mouvements alternatifs de contraction et de relâchement. La circonférence de la membrane du tympan est comme enchâssée dans une scissure que présente le fond du conduit auditif. Cette membrane mince, transparente, est formée de trois couches : une extérieure, qui n'est qu'un repli de la peau qui tapisse le conduit auditif externe : une couche moyenne qui est fibreuse et enfin une couche interne qui est un prolongement de la membrane muqueuse de la caisse du tambour.

L'usage de la membrane du tympan est d'augmenter par ses vibrations la sonorité des bruits extérieurs et de les transmettre ainsi amplifiés aux parties profondes de l'organe de l'ouïe.

Oreille moyenne.

L'oreille moyenne ou *tympan* est une cavité d'une forme irrégulière et difficile à déterminer, placée entre le conduit auditif, que nous venons de déerire, et l'oreille interne, recouverte dans toute son étendue par une membrane muqueuse qui commique avec l'air par un conduit nommé *trompe d'Eustache*, lequel va s'ouvrir à l'arrière-bouche, près la fosse nasale postérieure. (Voir la gravure n° 1.) On a divisé le tympan en six parties, nommées *parois:*

1° *Paroi externe.* Bouchée en totalité par la membrane du tympan, elle sépare l'oreille externe de la moyenne ;

2° *Paroi interne.* Inclinée en arrière, un peu plus éloignée de l'externe supérieure qu'inférieurement, on y trouve une ouverture nommée *fenêtre ovale;* elle fait communiquer le tympan avec le vestibule, est bouchée en outre par la base d'un petit os appelé *étrier*, embrassée par une membrane très-fine qui l'unit d'une manière mobile à cette ouverture ; au-dessus on trouve une petite saillie osseuse qui indique le passage de l'*aqueduc de Fallope,* ainsi qu'une autre petite éminence portant en bas la fenêtre formée par le vestibule et par la rampe du limaçon; on lui a donné le nom de *promontoire.* On rencontre, un peu en arrière de ce promontoire, une autre ouverture (*fenestra rotunda*, fenêtre ronde), moins grande que la fenêtre ovale, qui fait communiquer le limaçon avec la caisse du tympan; cette ouverture est fermée par une membrane spéciale;

3° *Paroi supérieure*. Elle ne présente rien de particulier que des vaisseaux qui communiquent avec les membranes du cerveau;

4° *Paroi inférieure*. On y rencontre la scissure glénoïde, par laquelle sortent la corde du tympan, la longue apophyse du marteau et un muscle qui vient de ce petit os;

5° *Paroi postérieure*. En haut de cette paroi, on découvre un petit canal dirigé obliquement en bas et un peu en arrière au-dessous de l'enclume; son orifice est libre, il mène dans les cellules mastoïdes. Au-dessous de ces cellules est une petite éminence creuse, *la pyramide*, qui laisse sortir par son sommet le tendon du muscle de l'étrier; quelquefois le sommet de cette pyramide tient au promontoire par un filament;

6° *Paroi antérieure*. Elle présente une saillie, dite *bec de cuiller;* sa partie inférieure forme la portion osseuse de la trompe d'Eustache. Ce conduit osso-cartilagino-membraneux va s'ouvrir derrière les fosses nasales postérieures, et sert à faire communiquer l'air avec le tympan; sa longueur osseuse est d'environ de 12 à 15 millimètres, et sa portion fibro-cartilagino-membraneuse de 24 à 25 millimètres; sa grosseur est à peu près celle d'un tuyau de plume de pigeon. (Voir la 9e grav., fig. 1.)

La caisse du tympan renferme en outre quatre petits osselets qu'on a appelés, à cause de leur ressemblance avec ces objets : *marteau, enclume, os lenticulaire, étrier :* ces quatre osselets sont articulés ensemble, de manière à former une chaîne mobile, s'étendant, d'une part, depuis le centre de la membrane du tympan à la fenêtre ovale, placée, d'autre part, entre la caisse et le vestibule qu'elle ferme et couverte par la membrane muqueuse qui tapisse ladite caisse. Cette chaîne osseuse est mue par trois muscles particuliers : deux portent le nom d'interne et d'externe du marteau ; quant au troisième, il appartient à l'étrier. *Le muscle interne du marteau* prend son origine à la partie osseuse de l'épine du sphénoïde, à la trompe d'Eustache et à l'angle rentrant du temporal ; ses fibres charnues, après s'être réunies en un faisceau, pénètrent dans un conduit qui leur est propre, se rendent dans la caisse du tympan, pour aller s'attacher, après avoir fait un crochet, à l'extrémité inférieure du manche du marteau.

Le muscle externe du marteau est beaucoup plus petit que le précédent, en partie aponévrotique ; il prend son origine de l'épine du sphénoïde et de la trompe d'Eustache, s'enfonce dans un conduit qui lui appartient et vient s'attacher à une petite éminence du marteau, devant une ouverture nommée glénoïdale, qu'il semble boucher entièrement.

Le troisième muscle, celui qui appartient à l'étrier, prend naissance dans la partie creuse du sommet d'une pyramide ; il est très-charnu, eu égard à sa grosseur, s'engage dans un conduit et dégénère bientôt en un tendon grêle, entre dans la caisse du tympan et vient s'attacher à la tête de l'étrier.

Ces trois muscles sont destinés d'une part à relâcher et à tendre la membrane du tympan et, d'autre part, à imprimer une pression dans le liquide labyrinthique pour l'accomplissement de l'acte de l'audition : l'oreille moyenne est recouverte dans toute son étendue par un prolongement de la membrane muqueuse qui tapisse la région gutturale. Cette membrane adhère d'une manière intime aux portions osseuses, cartilagineuses et fibreuses. Elle est remarquable par un grand nombre de glandules muqueux et par un réseau lymphatique très-prononcé, mais qui diminue ainsi que les glandes, à mesure qu'on se rapproche du méat pharyngien de la trompe d'Eustache. Ce sont ces glandules qui donnent lieu aux épanchements qu'on observe dans la caisse et dans la trompe.

Quatre artérioles viennent se distribuer à la caisse du tympan et sont fournies par la stylo-mastoïdienne, par la maxillaire interne, par la sphéno-épineuse et par la carotide interne.

Les nerfs sont des rameaux dus au pneumo-gastrique, au nerfs de Jocobson et à la corde de du tympan.

Cellules mastoïdes.

On donne le nom de cellules mastoïdes à des petites cavités qui, dans l'espèce humaine, s'étendent dans la partie osseuse du temporal qu'on nomme apophyse mastoïde. Le prolongement, d'abord assez étroit vers la caisse du tambour avec laquelle il communique, ne tarde pas à s'élargir en s'étendant dans tous les sens. A son point de départ, il forme un canal qui correspond avec le conduit demi-circulaire externe ; à ce canal succède en dedans une large cellule, bientôt celle-ci correspond avec plusieurs autres : ces cellules augmentent de capacité avec l'âge, de manière que, dans la vieillesse, on en rencontre ordinairement deux ou trois très-grandes. Toutes ces cavités sont recouvertes par un prolongement de la membrane muqueuse qui provient de la caisse du tambour; et de plus, dans l'état normal, elles sont continuellement remplies d'air qui y circule par l'intermédiaire de la trompe d'Eustache. C'est cette disposition anatomique qui donna à Vésale l'idée de proposer le trépan de l'apophyse mastoïde pour y faire circuler l'air qui n'entrait pas dans ces cellules dans les cas de maladies de l'oreille moyenne.

Oreille interne.

Cette partie de l'organe de l'ouïe est placée profondément dans le rocher, derrière la caisse du tympan. Les anatomistes modernes se sont entendus pour la diviser en trois parties séparées les unes des autres par des cloisons intermédiaires osseuses. Ces parties sont désignées sous les noms de : 1° *vestibule*, *limaçon*, et *canaux demi-circulaires*. Il existe également une cavité nommée conduit auditif interne, qui peut être considérée comme une annexe du vestibule et du limaçon.

Vestibule.

Le vestibule est formé d'un appareil de protection, c'est sa partie osseuse; d'un appareil de perception, composé de parties molles, membraneuses, dans lesquelles viennent s'épanouir les dernières ramifications du nerf acoustique. Le vestibule offre une cavité qui se moule en partie sur deux vésicules membraneuses qu'elle renferme; de là des impressions et des reliefs. On trouve dans le vestibule un grand nombre d'ouvertures, celle d'abord qui communique avec l'oreille moyenne appelée *utriculaire*, puis les orifices des trois canaux demi-circulaires; en bas et en avant l'orifice de la rampe externe du limaçon, de plus d'autres petits pertuis qui donnent passage à des filets nerveux. On trouve de même, dans cette cavité, les deux vésicules sus-mentionnées, remplies d'un liquide séreux. La supérieure porte le nom d'*utricule*, beaucoup plus grande que la deuxième. La dernière est nommée *sac-*

cule. Elles renferment en même temps, dans l'espèce humaine, une poudre *calcaire* blanche entrevue par Morgagni et Scarpa.

Canaux demi-circulaires.

Ces canaux, au nombre de trois, répondent à la partie externe et postérieure du vestibule : on les distingue en supérieur ou vertical, en moyen ou externe, et en postérieur. Les uns et les autres forment une partie osseuse; leur calibre est un peu plus étroit vers le milieu qu'aux extrémités, qui finissent en bec de trompette. Ils offrent un boursouflement qu'on a nommé ampoulaire. Ces trois canaux contiennent une membrane très-fine, séparée de l'os par un liquide séreux.

Le limaçon.

Le limaçon, cavité osseuse formée de deux lames contournées en spirale à la manière des coquilles, creusé dans la partie antérieure du rocher (partie inférieure de l'os temporal), situé en avant et en dedans du vestibule de la trompe, décrit deux spirales en sens inverse. On y observe en outre un noyau central, une lame qui forme les parois, appelée *lame des contours;* elle est plongée dans le rocher, et y forme une espèce de demi-canal en s'avançant sur l'*infundibulum.* L'*axe* du limaçon commence vers le fond du conduit auditif interne, en avant et en dehors; sa base est creusée par un enfoncement qui loge la branche limacienne du nerf acoustique et la transmet dans l'intérieur de la cavité par un grand nombre de porosités; son sommet présente un enfoncement, c'est l'*infundibulum* (entonnoir).

Cloison spirale du limaçon, Elle partage cette cavité dans toute sa longueur en deux parties; elle finit sur l'axe par un petit bec, là où prend naissance la pointe de l'*infun-*

dibulum, composée d'une partie osseuse et d'une autre membraneuse. Les deux cavités qui résultent de cette cloison ont été appelées *rampes du limaçon*, l'une interne, l'autre externe.

De l'*aqueduc du limaçon.* Ce conduit est fort étroit ; l'orifice supérieur s'aperçoit à la partie qui correspond au tympan près de la fenêtre ronde, et l'inférieur sur le bord postérieur du rocher ; il manque quelquefois. Le limaçon est, en outre, parcouru par des canaux nommés demi-circulaires, et entre dans cette cavité par cinq orifices. *Une membrane* très-fine et très-délicate tapisse toutes les cavités de l'oreille interne. Les orifices isolés des canaux verticaux sont garnis chacun d'une espèce d'ampoule, et viennent en commun aboutir dans un sac qui accompagne une portion du vestibule; ces portions sont remplies d'une humeur qui donne au sac commun l'apparence d'une bulle d'air, et le tout flotte dans le liquide que contient le labyrinthe. Un autre petit sac contigu tapisse le vestibule et adhère à ses parois ; il est aussi rempli d'humeur et renfermé dans la tunique épaisse où viennent se perdre les ramifications des nerfs acoustiques ; ce sont l'utricule et le saccule, etc.

Conduit auditif interne.

Ce conduit s'étend de la face postérieure du rocher vers le vestibule et l'axe du limaçon, il est oblique d'arrière en avant et de dedans en dehors. Cette obliquité croise la portion pétrée du temporal; sa longueur est de 10 à 11 millimètres, et son intérieur de 4 à 5. Sa partie inférieure est divisée en deux étages, par une crête falciforme : une petite crête divise l'étage supérieur en deux fossettes, une antérieure et l'autre postérieure; la fossette supérieure forme l'entrée d'un orifice qui a reçu le nom d'orifice de l'acqueduc de Fallope et donne passage au nerf acial. Une autre fossette, mais plus petite, placée en dedans et en haut de la précédente, forme la principale entrée du canal vestibulaire supérieur, ce canal se partage après en deux autres canicules, lesquels se subdivisent encore à leur tour en canicules plus petits, jusqu'à ce qu'ils arrivent à une tache criblée antérieure, qui s'ouvre en un grand nombre de parties dans le vestibule, visibles seulement à la loupe.

La fossette inférieure est presque plane; on y remarque un trou constant et apparent à l'œil, c'est le *foramen singularis* de Morgagni; cette ouverture donne passage au nerf vestibulaire inférieur. Le pourtour de ce trou présente un très-grand nombre de pertuis qui logent les filets du nerf succulaire. On trouve ensuite une petite fossette qui correspond à la lame spirale du limaçon; à travers se tamisent les divisions du nerf.

Du nerf acoustique, ou portion molle de la septième paire de plusieurs anatomistes. *Labyrinthicus*, de Chaussier ; *Nervus auditorius*, de Sœmmering.

Le nerf acoutique proprement dit prend son origine dans la substance grise qui couvre, en forme de ruban, la base de ce nerf, en l'unissant au plancher du quatrième ventricule du cerveau. Il a des racines qui traversent ce cordon pour aller en joindre deux autres placés plus haut; des stries grises, que l'on rencontre sur les côtés du *calumus scriptorius*, où on trouve une sorte de bandelette qui réunit les deux origines des deux nerfs acoustiques, leur sert de commissure, et est recouverte par la couche postérieure de la protubérance.

Le nerf acoustique s'étend du bulbe rachidien et d'une petite excavation entre l'éminence dite olivaire ; le nerf facial sort également de cet endroit; il a une origine distincte et tout à fait séparée de l'acoustique par une apophyse de la moelle vertébrale ; jusque-là ce nerf est très-mou, mais en s'éloignant il prend l'apparence des autres nerfs. Composé de filets nombreux, pourvu d'un névrilème, il reste cependant toujours plus mou que les autres nerfs de la face. A mesure qu'il s'éloigne du cerveau, il forme un cordon aplati, comme roulé sur lui-même, creusé en dedans par un sillon où passe le tronc du nerf facial. Tous les filets qui le constituent sont groupés entre eux, et forment un plexus fort serré. En même temps qu'il rencontre le facial, il s'accole à deux filets qu'on nomme nerfs de Wrisberg.

Le nerf acoustique, en s'éloignant du cerveau, s'étend parallèlement au facial, tant qu'il n'est pas sorti de l'intérieur du crâne, entre avec lui dans le conduit auditif interne, se sépare alors du nerf de Wrisberg ; ce dernier va se terminer dans un ganglion qu'on appelle géniculé, devient plus apparent, et, au fond du conduit auditif interne l'acoustique, il se divise en deux branches : une pour le limaçon ; celle-ci est formée par un cordon blanc, non fibreux, que l'on distingue en arrière du reste du nerf; parvenu à la base du limaçon, il s'y divise en plusieurs filets très-ténus, et tous pénètrent dans un égal nombre d'ouvertures que présente cette partie de l'os de l'oreille, parviennent ainsi dans ledit limaçon pour se répandre sur sa lame spirale; tous deviennent en outre un réseau très-dur et très-épais. Un de ces rameaux passe par un canal central pour aller se diviser dans l'infundibulum, il est un peu plus fort que les autres filets. Il y a en outre une autre branche, dite du vestibule, et des canaux demi-circulaires : d'abord unie au précédent, elle s'en sépare dans le conduit auditif interne pour se porter en arrière et en dehors, et forme un renflement grisâtre qui fournit trois rameaux de volume différent. On en rencontre encore un autre plus volumineux que les autres, qui rentre dans le vestibule par plusieurs porosités, et s'y partage en deux portions, après être devenu plus blanc. C'est là qu'il abandonne son enveloppe. L'une de ses parties s'épanouit dans le vestibule, en formant une sorte de membrane nerveuse. L'autre branche s'avance vers les orifices rapprochés des conduits demi-circulaires, où elle se bifurque, en se mêlant avec la pulpe qui se renfle en forme d'ampoule pour disparaître complétement. On rencontre encore un autre rameau qu'on nomme *moyen*, et un autre placé au-dessous des autres ; l'un et l'autre entrent dans le vestibule ; le premier est le nerf saccoulaire qui s'épanouit sur la membrane de cette vésicule; la 2e passe dans la foramen de Margagni. Pénètre après dans un petit conduit osseux qui le transmet à travers des parties de l'ampoulure du conduit-demi-circulaire porteneur pour gagner la membrane contenue dans cette cavité.

Mécanisme de l'acte de l'audition.

Comme on l'a vu dans la description qui précède, l'appareil auditif est formé de trois parties : une externe constituée par l'auricule, le conduit auditif et la membrane du tympan en rapport direct avec l'air qui lui transmet une partie des ondes sonores ; 2° l'oreille moyenne remplie d'un air modifié par l'acte de la respiration ; 3° une oreille interne ou labyrinthe qui recueille les ondes sonores par l'entremise de la caisse et en rapport direct avec le cerveau par la distribution des dernières ramifications du nerf auditif, qui lui transmet toutes les sensations qui se rattachent à des fonctions de perception spéciales.

Quant au mécanisme suivant lequel s'effectue l'acte de l'audition, il consiste donc à faire parvenir les ondes sonores de l'oreille externe au cerveau. Ces ondes sonores viennent, les unes frapper les parois osseuses du temporal et par l'ébranlement qu'elles leur communiquent, sont transmises directement aux ramifications du nerf acoustique. Quant aux ondes sonores qui parviennent à l'auricule, elles éprouvent des déviations dans la conque et se réunissent à celles qui pénètrent directement dans le conduit auditif externe. Elles forment un faisceau qui vient heurter la membrane du tympan maintenue dans toute sa souplesse par l'action du cérumen. La membrane du tympan entre en vibration et les sons, amplifiés, plus sonores, parviennent dans la caisse du tympan. L'ébranlement se communique aux deux muscles du marteau et à l'étrier qui concourent à porter les ondes sonores dans le liquide utriculaire, puis ce liquide comprimé presse les ondes sonores contre la poudre calcaire blanche, appliquée à chaque extrémité des filets nerveux. Toutes les ondes n'arrivent pas de cette façon au névrilème, une partie semble gagner le limaçon en pénétrant par la fenêtre ronde directement en rapport avec la lame spirale où elles rencontrent les dernières ramifications nerveuses. Toutes ces ondes parcourent la zone nerveuse qui s'épanouit en serpentant dans les contours du limaçon et ce parcours semble destiné à modifier l'intensité des bruits, à faciliter leur perception, après avoir gagné le tronc principal situé à l'entrée du conduit auditif interne. Le cerveau éprouve alors la sensation et la perception de ces bruits divers.

Comme les témoignages sous-énoncés sont des plus intéressants, nous croyons devoir les reproduire ici.

Lettre de la sœur Calliste, à Flavigny-sur-Moselle (Meurthe).

Monsieur le docteur,

Je vous remercie beaucoup du service que vous m'avez rendu en me guérissant de la surdité et du bourdonnement, dont j'étais fortement atteinte.

Agréez, monsieur le docteur, ma sincère reconnaissance et mon entier dévouement.

Sœur Calliste CAROYE.

Lettre de M. Duprat, principal au collége de Laon.

Monsieur le docteur,

Depuis bien des années je suis obligé de faire de temps en temps votre traitement pour mes oreilles et je m'en trouve très-bien. J'ai l'honneur d'être, etc.

DUPRAT.

Lettre de M. Vergne, avoué à Barbezieux (Charente).

Monsieur,

Je crois qu'en suivant encore pendant quelque temps votre traitement, je serai radicalement guéri de ma surdité, car maintenant j'entends beaucoup mieux. Je remarque que mon oreille gauche, qui était excessivement sèche, commence à devenir humide.

Agréez, monsieur, etc. VERGNE.

Châteauneuf-sur-Loiret.

Monsieur,

Pour votre gouverne, j'ai l'honneur de vous annoncer que la jeune personne amenée à votre consultation le 22 avril dernier pour une grave surdité est maintenant très-bien. Elle est par conséquent très-satisfaite, et je suis chargé de vous l'apprendre et de vous en témoigner toute sa reconnaissance.

Agréez, etc. GRIVOT.

Nîmes, ce 15 octobre 1847.

Monsieur le docteur Mène,

J'étais presque totalement sourd surtout de mon oreille droite, tous les moyens que les médecins du pays m'avaient ordonnés étaient restés sans effet. Et, comme les oreilles étaient privées de cérumen, ma position devenait insupportable; maintenant cette matière, par l'effet de votre traitement, a ramené l'ouïe avec son apparition; et elle est jaune brillante.

Recevez ici, monsieur le docteur, toute ma reconnaissance et mes salutations empressées.

Roux,
Directeur des messageries impériales, à Nîmes.

Tilques, près Saint-Omer.

Monsieur le docteur Mène,

Quoique très-âgé et sourd depuis un grand nombre d'années, au point de ne pouvoir presque rien entendre au *confessionnal*. Je dois à votre nouvelle méthode acoustique le retour de mon ouïe. Cette cure s'est opérée malgré la température rigoureuse de l'hiver.

Recevez-en toute ma reconnaissance.

Agréez, monsieur, etc.

Gilles,
Curé, à Tilques.

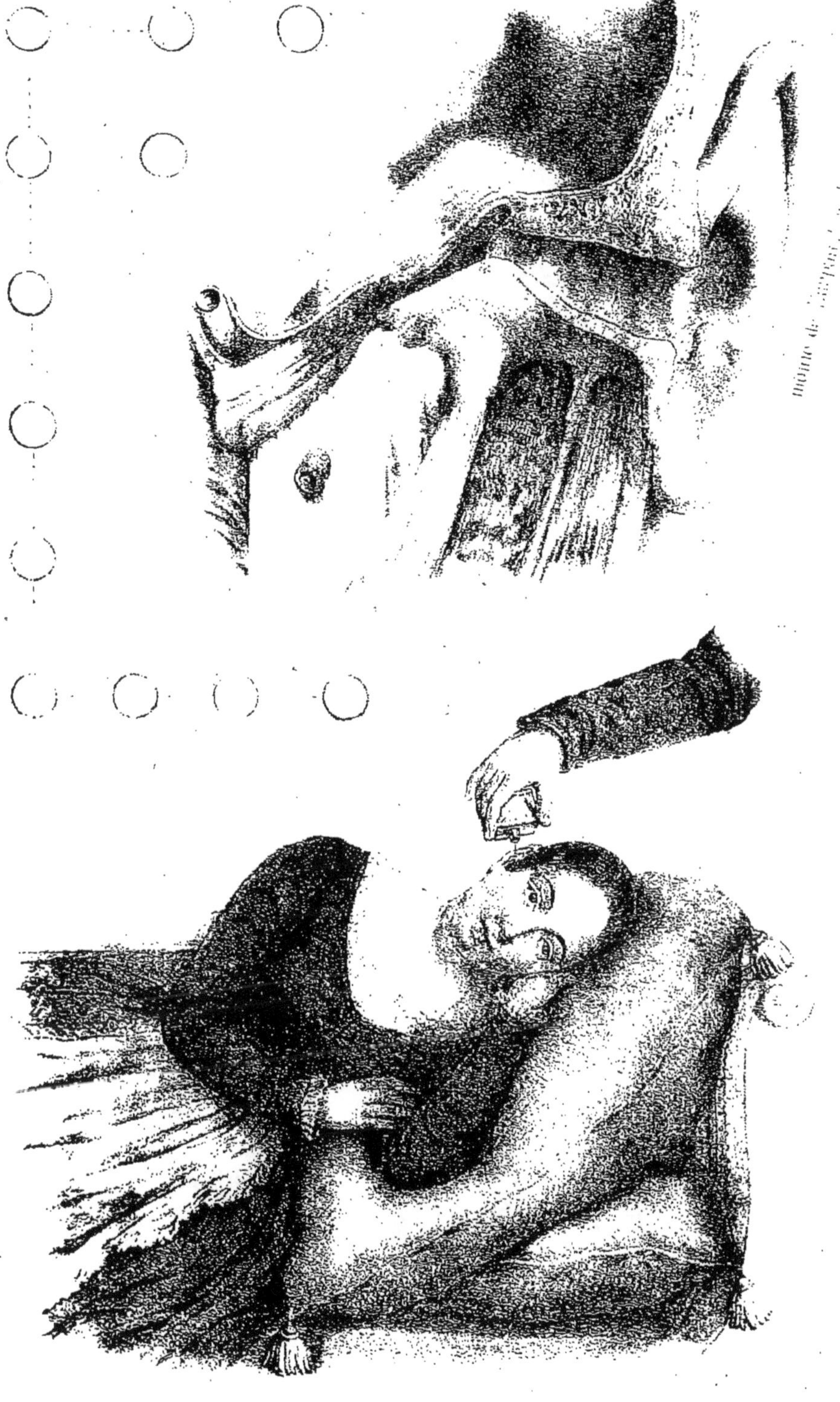

Position a tenir pour le traitement

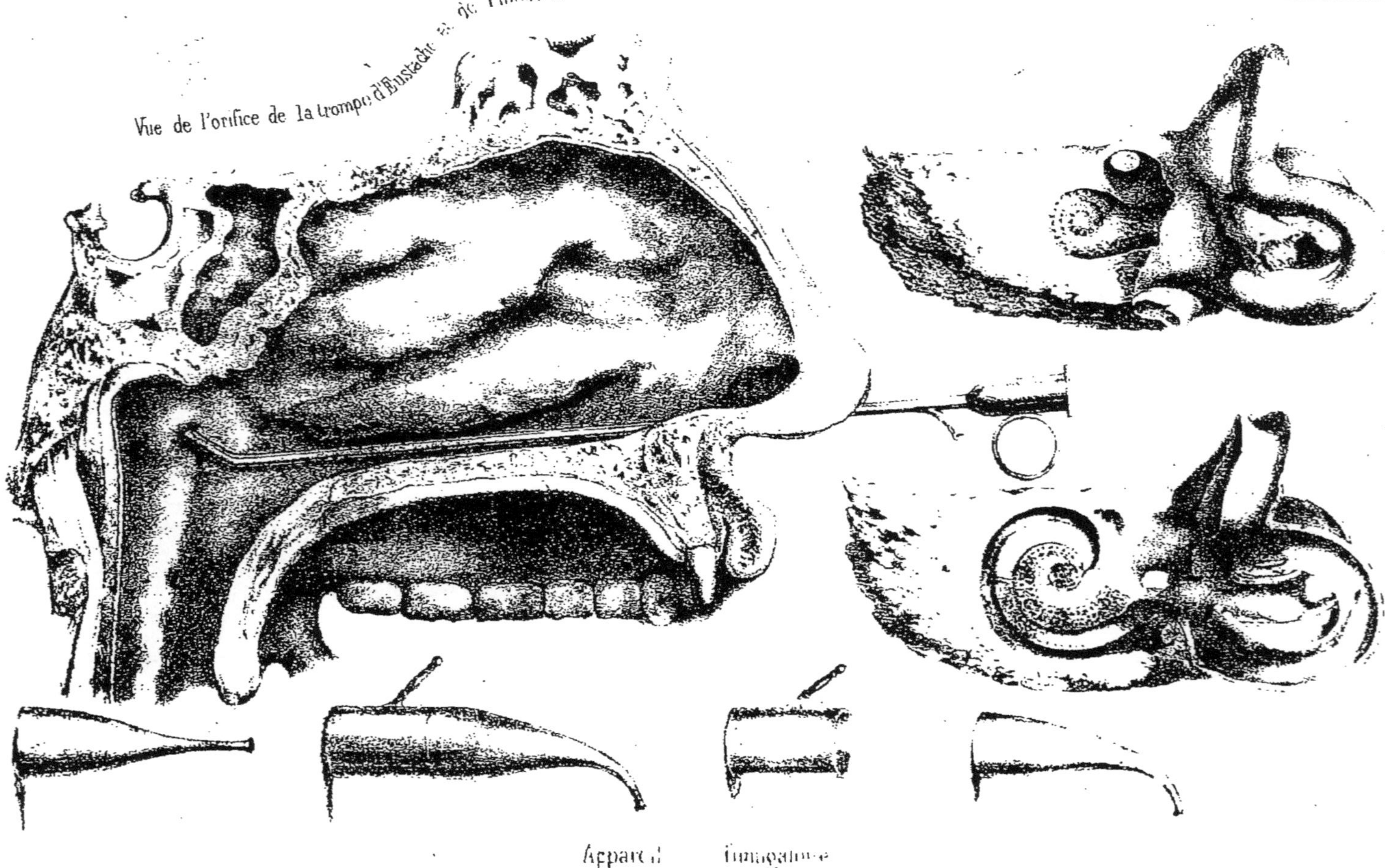

Vue de l'orifice de la trompe d'Eustache et de l'intérieur du Nez

Appareil fumigatoire

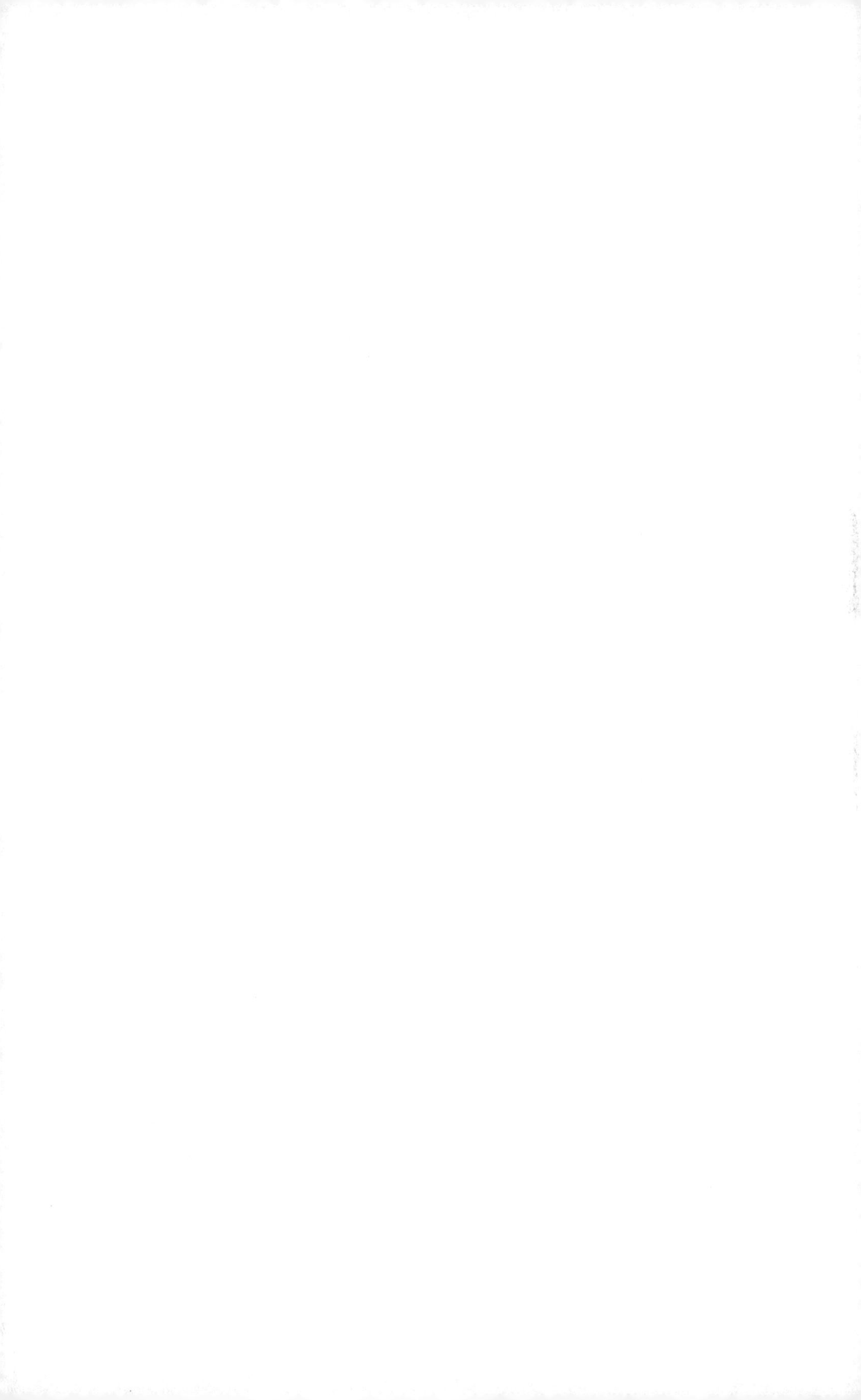

EXPLICATION DES GRAVURES.

Première planche.—Explication de cette gravure.

1° Les deux figures en tête représentent l'appareil auditif interne caché dans l'épaisseur de la portion pierreuse nommée rocher du temporal. Voyez sa description, p. 209, 210, etc. On y aperçoit la lame spirale et le labyrinthe.

2° La deuxième figure au-dessous représente les fosses nasales, la voûte palatine ornée de ses dents d'un côté de la mâchoire supérieure, et en arrière la partie postérieure de la région gutturale, où s'ouvre l'orifice de la trompe d'Eustache, dans lequel on introduit le bout d'une sonde que l'on fait passer avant d'y arriver dans une des narines. Cette dernière représente le cathétérisme que l'on emploie pour chercher à désobstruer l'oreille moyenne.

3° Les quatre autres pièces séparées à droite figurent: celle du haut un entonnoir courbé à son extrémité supérieure qui s'emboîte sur une cafetière placée au-dessous.

4° La troisième représente un appareil fumigatoire.

5° La quatrième une bouteille en terre ou en grès pour remplacer l'appareil ci-dessus.

Deuxième planche.

1° Les douze rondelles que l'on remarque représentent la cire auditive normale et anormale; la normale est indiquée sur les deux premiers ronds, et les deux derniers figurent le débris d'un ancien cérumen de mauvaise nature desséché, et des exfoliations d'épiderme qui s'élèvent dans le conduit, lorsque cette cavité est réduite au dernier degré de sécheresse. Toutes les autres rondelles ne représentent, à partir de la troisième, qu'un cérumen plus ou moins altéré décrit dans le texte.

2° La grande figure du haut représente la moitié de l'oreille externe coupée aussi verticalement; ainsi disposée, elle met à découvert la plus grande partie du conduit auditif externe, humecté de cérumen de bonne nature; le fond de cette cavité se termine par une ligne blanche transversale; celle-ci figure la membrane du tympan; au delà est placée la caisse du tympan, qui se termine à gauche par un prolongement cylindrique connu sous le nom de trompe d'Eustache, dont l'ouverture est bien figurée : c'est celle que l'on a vue dans la deuxième gravure de l'autre planche. On remarque également, mais à droite et en dehors, à l'entrée du conduit auditif externe, le pavillon auriculaire.

3° La figure tenant un flacon renversé, en face l'oreille de celle couchée sur un oreiller démontre la manière d'introduire le liquide destiné au bain acoustique. Ces bains, d'après notre méthode, doivent être pris pendant la nuit, de la manière indiquée plus haut.

4° Le dessin représente une dame couchée sur un oreiller, tenant une position pour prendre le bain en question.

Méthode pour prendre le bain acoustique.

1° Le soir, après s'être couché dans son lit, sur le côté opposé à l'oreille verticalement placée, on y fera couler dix à onze gouttes d'huile acoustique, en la versant avec le flacon goutte à goutte, ou en employant un petit tube de verre ou un siphon à bec de grue, ou tout autre moyen propre à introduire ladite huile; de suite après, placer dans le conduit auditif une petite mèche ou éponge fine, imbibée primitivement d'huile acoustique l'on enfoncera dans une profondeur d'environ trois centimètres; laisser sortir le bout en dehors pour la retirer à volonté, et on fermera après l'orifice auditif avec un tampon de coton sec. Garder le plus longtemps possible une position oblique, en soutenant la tête avec un oreiller pour que le liquide reste dans l'oreille, même durant toute la nuit, s'il y a possibilité.

2° Le lendemain matin, après avoir enlevé la mèche, on pratiquera dans le conduit de cette oreille neuf à dix légères injections à l'aide d'une petite seringue avec les liquides prescrits par des ordonnances particulières; mais, dans le cas de phlegmasies simples, on se servira d'une infusion tiède de fleurs de mauve, de guimauve, de graine de lin.

Observation.

Il est des personnes nerveuses et irritables qui supportent avec peine les injections, alors on pourra les remplacer par le lavage suivant: pencher la tête à peu près comme pour le bain acoustique, remplir après le conduit avec l'eau destinée aux injections et y promener en outre un petit pinceau de haut en bas et à plusieurs reprises; on devra ajouter du liquide trois à quatre fois durant l'opération. De suite après, tourner la tête pour débarrasser l'oreille, que l'on essuiera après avec du coton sec. Cette méthode sera suivie pendant huit jours de suite. Lorsqu'on aura à baigner les deux oreilles on alternera de l'une à l'autre les bains de huit jours en huit jours; par ce moyen, il y en aura une continuellement en traitement, telle est la méthode à suivre pendant tout le temps que dureront les bains acoustiques, etc.

FIN

TABLE DES MATIÈRES

Paris — Imprimé chez Bonaventure et Ducessois, quai des Grands-Augustins, 55.

www.ingramcontent.com/pod-product-compliance
Ingram Content Group UK Ltd.
Pitfield, Milton Keynes, MK11 3LW, UK
UKHW020119200726
13856UKWH00002B/622

9 782011 756251